CÓMO HACKEAR
LA ENFERMEDAD DE LYME

CÓMO HACKEAR LA ENFERMEDAD DE LYME

UNA GUÍA PRÁCTICA PARA RECUPERAR TU SALUD

CRISTINA RANDALL

HOUNDSTOOTH
PRESS

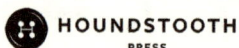

CÓMO HACKEAR LA ENFERMEDAD DE LYME
Una guía práctica para recuperar tu salud.

PRIMERA EDICIÓN

Publicado en inglés en 2023 bajo el título CÓMO HACKEAR LA ENFERMEDAD
DE LYME.
Traducido por Paola Manzo y Justin Jaquith.

*En cualquier traducción, pueden ocurrir pequeñas variaciones en el
significado o errores de traducción. El autor no asume responsabilidad por
las diferencias que surjan de la traducción, y se remite al lector al texto en
inglés para aclarar el significado.*

ISBN   978-1-5445-4289-8   *Pasta blanda*
       978-1-5445-4288-1   *Libro electrónico*

Este libro está dedicado a cualquier persona afectada por la enfermedad de Lyme y sus coinfecciones, a quienes han tenido que navegar por un sistema médico que aún se está poniendo al día y han tenido que desmitificar una innumerable cantidad de síntomas cambiantes. Quizá en algún momento les llamaron locos o les dijeron que todo era invento de su imaginación. Muchos han demostrado tanta resistencia y fortaleza durante su curación y fueron una enorme fuente de información para mi viaje. Incluso aprendí a sopesar más sus consejos en comparación con las prácticas clínicas aceptadas. Muchos están cansados de la ascendente batalla, y sólo buscan estar en paz con su cuerpo y encontrar alivio. Por algo les llaman guerreros del Lyme. Así que este libro está dedicado a ti, Guerrero o Guerrera del Lyme.

La investigación sobre el Lyme está avanzando a pasos agigantados. Tengo la esperanza de que este libro quede obsoleto en la próxima década, y que el panorama para el diagnóstico y tratamiento del Lyme cambie por completo.

ÍNDICE

«Todo el mundo lleva un médico dentro; sólo tenemos que ayudarle en su trabajo. La fuerza curativa natural dentro de cada uno de nosotros es la mayor fuerza para curar».

—HIPÓCRATES

INTRODUCCIÓN

EL DECLIVE DE MI SALUD DE LA NOCHE A LA MAÑANA

Antes de adentrarnos en los detalles de lo que he aprendido sobre la curación de la enfermedad de Lyme, quiero proporcionarte algo de contexto sobre mi experiencia personal con esta enfermedad y cómo estaba configurado mi cuerpo antes de desarrollar los síntomas. Además, este contexto es para que me conozcas mejor y veas mi experiencia con la enfermedad de Lyme, con el trasfondo de mi historia y decisiones antes de enfermar como telón de fondo. Así que vayamos a ello y permíteme contarte más sobre mí.

Desde muy joven, nunca he sido de las que abordan los conflictos emocionales de frente. Solía evitar cualquier tipo de conflicto con mi familia o amigos siempre que fuera posible, e incluso en las relaciones personales y profesionales yo huía de la situación. Con el tiempo, dejé que estos conflictos internos conmigo misma y con los demás se acumularan. Cada uno de ellos añadía un peso extra que llevaba conmigo y nunca soltaba, pero no para lidiar con él, ya que nunca aprecié cómo la parte emocional y mental de la salud puede repercutir en la física. Igualmente, nunca logré asimilar el conflicto entre mis padres y cómo un entorno abusivo o conflictivo pudo haberme afectado de niña, o cómo los sentimientos de la desconexión que experimenté con uno de mis padres permanecieron conmigo mientras crecía.

Como aprendí más tarde, un niño de hasta siete años percibe el conflicto de forma muy diferente a un adulto, incluso si el abuso emocional, mental o físico no va dirigido al niño. E incluso cuando el niño es sólo observador, lo percibe como una amenaza directa. No es necesario experimentar un acontecimiento explícitamente traumático (como una muerte repentina en la familia o un acto violento) para que un trauma, por grande o pequeño que sea, repercuta en la salud. Acontecimientos traumáticos o no traumáticos, aunque parezcan más pequeños, también pueden pasar factura.

Entonces, de niña, me pusieron las vacunas estándar, sin saber cómo afectarían a mi sistema inmunitario ni que existían otras opciones. Después, cuando era adolescente, me pusieron aparatos de ortodoncia y me dejaron un pequeño alambre de acero para mantener los dientes en su sitio.

No tenía ni idea de que este alambre supuestamente benigno filtraría hierro y níquel en mi cuerpo durante los siguientes quince años. Con el tiempo, deterioraría mi sistema inmunitario, aumentaría mi carga de toxinas y, más tarde, provocaría desequilibrios energéticos en mi organismo. También supe más tarde que una dieta llena de vitaminas liposolubles, como la K, la D y la A, tal y como recomienda la Fundación Weston A. Price, es suficiente para construir una estructura mandibular fuerte con dientes sanos, sin necesidad de ayudas ni intervenciones adicionales.

Antes de cumplir veinticinco años, había trabajado y viajado por más de treinta países sin ningún conocimiento sobre la prevención de parásitos o los protocolos de tratamiento. No tenía ni idea de que las agresiones de la vida se acumulan con el tiempo, igual que los patógenos que recogemos o las toxinas ambientales a las que estamos expuestos, como las que se producen al vivir en una de las ciudades más contaminadas del mundo durante una década. Me crié con la medicina convencional como trasfondo, donde se daban antibióticos para curar las infecciones del tracto urinario y las píldoras anticonceptivas eran presentadas como la mejor opción para regular las hormonas.

Aprendí más tarde que los anticonceptivos orales tienen muchos efectos negativos en la salud que se harían presentes a largo plazo, sobre los cuales nunca me comunicaron cuando empecé a tomarlos.

Además, cuando vivía en un estado de estrés constante debido a mis esfuerzos profesionales, pensaba que estaba bien pasar días sin defecar o saltármelos. Ahora me doy cuenta de lo importante que es defecar a diario y de forma saludable o, de lo contrario, las toxinas se acumulan y recirculan por todo el cuerpo.

Crecí queriendo enfrentarme al mundo y sin aceptar nunca un no por respuesta; persiguiendo logros, graduándome como la mejor de mi clase y alcanzando un nivel de éxito mediante el trabajo duro y emprendedurismo, sin prestar atención a ningún daño colateral de tipo emocional o espiritual por el camino. Dejé las expresiones de creatividad y arte por la ingeniería. Prioricé el trabajo duro sobre la diversión y el ocio. Sólo practicaba una forma de movimiento, y era presionarme hasta el extremo. En los deportes de competición, agotaba físicamente mi cuerpo sin darle tiempo para recuperarse; volaba a través del mundo por unos cuantos días sólo para correr un maratón, por ejemplo.

No contaba con prácticas espirituales, y no me ponía muchas limitaciones. Aún no me había dado cuenta de que la energía es un recurso finito y preciado. Tenía una red de amigos, pero no el deseo por construir un sentido de comunidad. Tanto en lo profesional como en lo personal, me sentía insatisfecha porque mi vida no estaba totalmente alineada con mis valores fundamentales y la visión de cómo quería servir en el mundo. Las sesiones de trabajo hasta las altas horas de la noche, el estrés, el azúcar, el alcohol, las comidas que me salté, los traumas emocionales sin procesar... todo este sacrificio parecía formar parte de alcanzar la siguiente meta, en la persecución del próximo contrato.

Adelantémonos a cuando tenía treinta y pocos años, a cuando un dentista convencional me extrajo una muela del juicio infectada. Me pareció extraño, porque mis otras muelas del juicio nunca me causaron problemas. Meses después, la muela vecina desarrolló una cavitación y opté por una endodoncia porque parecía ser la única opción en ese momento. Tomé los antibióticos recetados y pensé que el problema había desaparecido. Este dentista convencional consideró el procedimiento un «éxito»

Más tarde, me enteré de que los dentistas convencionales no limpian completamente estos lugares y dejan dentro el ligamento periodontal, que se convierte en caldo de cultivo y reservorio de bacterias malas. Las endodoncias son motivo de controversia y no siempre son la mejor opción. Es imposible limpiar por completo un diente endodonciado, a pesar de lo que afirmen los dentistas convencionales, y el lugar se convertirá en una fuente de infección latente, con la que tu cuerpo siempre ha de lidiar después. La decisión de someterse a una endodoncia debe evaluarse cuidadosamente con un dentista biológico. Muchos médicos progresistas y dentistas biológicos recomiendan dejar la endodoncia sólo unos años, como solución temporal. Si más adelante surge una enfermedad como un cáncer, es probable que deba retirarse la endodoncia.

Más o menos por la misma época, me fui de acampada a California, una región endémica de garrapatas, con nula conciencia de la enfermedad de Lyme y de las medidas de protección recomendadas para evitar las picaduras de insectos. Llevé a mi perro, que recogió con su pelaje todo lo que había en el suelo del bosque, y después dormimos en mi tienda.

No sentí ninguna picadura de garrapata, ni vi ninguna erupción o roncha con forma de blanco. Inmediatamente después del viaje, no me sentí diferente ni presenté síntomas. No fue sino hasta meses después, tras un viaje al otro extremo del mundo en el que debía hablar con cientos de personas —incluidos jefes de gobierno—, que regresé deshidratada, confundida por los cambios de horario, falta de sueño y mal alimentada, cuando empecé a experimentar síntomas. Me enfermé del estómago al regresar y mi salud fue cuesta abajo desde entonces. No se parecía a nada que hubiera experimentado antes y me golpeó como una ola gigante en la cara. El Lyme me derrotó. Durante varios meses, mi cuerpo progresivamente dejó de responder. A veces perdía la visión o la sensibilidad en un sólo lado del cuerpo, tenía palpitaciones cardíacas, ataques de pánico; olvidaba nombres o no podía pensar con claridad; no conciliaba el sueño durante días, no podía respirar, tenía vértigos, mareos, desmayos, dolor, fatiga y debilidad que me mantenían postrada en cama, y experimenté un sufrimiento físico, mental y espiritual como nunca antes lo había hecho. Tomé antibióticos que parecían incluso empeorar todo.

Lo que pasó los meses siguientes sólo puede describirse como una fútil búsqueda a través de tres países y más de cuarenta médicos, docenas de visitas a urgencias y cientos de miles de dólares en gastos médicos, sacados directamente de mi bolsillo. Fue la temporada más aterradora de mi vida, con tanta incertidumbre. Ahora, en retrospectiva, me doy cuenta de lo afortunada que fui, ya que a los cinco meses de presentar los síntomas, un naturópata muy decidido realizó un perfil especializado en Lyme, y todo se aclaró.

CÓMO USAR ESTE LIBRO

Una vez que el diagnóstico de Lyme y coinfecciones quedó claro, inicié un viaje para comprender qué eran estas infecciones, cómo afectaban a mi cuerpo y cómo podía recuperarme. Lo que aprendí y el contenido presente en este libro no estaba fácilmente disponible en el sistema médico convencional o alternativo. De hecho, me llevó mucho tiempo navegar y organizar la enorme cantidad de información con la ayuda de expertos y médicos especialistas y guiada por mi propia autoexperimentación. El contenido que sigue es una descarga cerebral de los conocimientos que acumulé en los años posteriores a mi diagnóstico. Es mi intención compartir las lecciones aprendidas a través de mis propios errores y dificultades para que el viaje de curación del lector sea más ágil.

La información en torno al Lyme es confusa y abrumadora, por decir lo menos. Así que la intención de este libro es ayudarte a través de este ciclo de aprendizaje y proporcionarte claridad adicional durante tu proceso de recuperación.

Lee este libro como una guía. Toma notas, subraya pasajes, consulta los recursos y enlaces. La información es el resultado de cientos de conversaciones con expertos —médicos, inmunólogos, naturópatas, neurólogos, curanderos, enfermeras practicantes, biohackers y otras personas con Lyme— y de los conocimientos adquiridos en cursos, observaciones, experimentación de primera mano con diversas hierbas y fármacos, y aprendizaje práctico con la motivación y el hambre de que mi vida dependía de ello.

Por favor, utiliza esto como un recurso práctico, destinado a ayudarte en tu ciclo de aprendizaje. Se han seleccionado cuidadosamente médicos, historias, productos y servicios específicos. El contenido que sigue es esencialmente lo que me hubiera gustado saber durante mi recuperación. A menudo la información más valiosa y útil suele provenir de aquellos que personalmente están en tratamiento y están recuperándose. Cada persona es diferente. No existe una fórmula única y correcta, pero puede que encuentres consejos o gemas de información que te ayuden a dar un giro. He hecho todo lo posible por recopilar las gemas que otras personas han compartido conmigo.

Pretendo que sea conciso y sin filtros para que puedas centrar tu energía en curarte y recuperar tu vida. La cantidad de información que hay allá fuera puede resultar abrumadora, así que el objetivo de este libro es resumir y hacer parte del trabajo por ti. Este libro también se escribió durante el apogeo de la pandemia de COVID-19, cuando teníamos que ser autosuficientes, seguir prácticas y terapias de desintoxicación en casa y reducir al mínimo los viajes a clínicas o centros médicos. Me he dado cuenta de que nuestro cuerpo es una farmacia, capaz de producir todo tipo de sustancias bioquímicas, las cuales pueden conducir a nuestra propia curación.

También escribí esto para promover el consentimiento informado, que es el concepto de que el paciente debe estar plenamente informado y capacitado para tomar decisiones en el mejor interés de su salud. Si todo el mundo dispusiera de un presupuesto infinito para la salud, la curación del Lyme sería más fácil. Por desgracia, el camino hacia el bienestar puede resultar caro. Así que otro de los objetivos de este libro es hacer que la información, normalmente oculta tras costosas consultas a especialistas junto con el ensayo y error y el sacrificio de tu bolsillo, esté más fácilmente a tu alcance. Al hacer mi propia investigación, nunca encontré un recurso como este libro que reuniera la información y recopilara el contenido para que fuera efectivo y útil. El Lyme y otras coinfecciones son tan confusas y complejas tanto para los médicos como para los pacientes. Para colmo, uno también se ve atrapado en medio de la política asociada a la enfermedad y se siente abandonado por un sistema médico convencional. El alcance de este libro no incluye la política y la historia en torno a la enfermedad de Lyme, pero se anima a los lectores a consultar otros excelentes recursos sobre el tema. Esperemos que este libro sirva de brújula para que puedas orientarte y comprender las opciones actualmente disponibles para tu recuperación.

POR QUÉ CONFIAR EN MÍ

Primero, una aclaración: no soy médico ni tengo formación médica. Escribí lo siguiente basándome en mi propio viaje personal por la salud y en mi investigación para curarme a mí misma. Al no ser profesional ni practicante médico, nada de lo que hago depende del contenido del material aquí expuesto o del éxito de esta publicación. Tampoco comparto intereses ni afiliaciones con los productos mencionados. No tengo nada que ocultar ni nada que me beneficie de publicar esto. No me preocupa perder ninguna licencia. Ya he pasado por el ciclo de aprendizaje asociado a la enfermedad de Lyme, y se han cometido errores por mi parte. En realidad empecé este libro como un archivo para mí misma y una forma de tomar notas. Ahora mi principal interés es compartir lo que he aprendido de mi propio viaje de curación para que menos personas tengan que sufrir. A medida que abordaba mi propia recuperación, fui tomando conciencia del contexto histórico de nuestras percepciones y prejuicios en las prácticas médicas actuales. Así que hice todo lo posible por dejar de lado esas percepciones predominantes y centrarme en los datos científicos y en lo que realmente funciona, según mi propio testimonio y las recomendaciones de otras personas que se recuperaron.

Procedo de la ingeniería, y abordé mi propia curación como lo habría hecho con cualquier otro problema. Tenía un deseo maníaco de mejorar y de hacer lo que fuera necesario para recuperar mi vida. Probé prácticamente todo lo que he descrito en este libro, desde las terapias hasta los protocolos de desintoxicación. Le di con todo al problema y probé innumerables cosas hasta que mejoré. No me detuve hasta que recuperé mi calidad de vida y volví a mi «línea de base». Dado que no existe un camino único y claro hacia la recuperación cuando uno se cura de Lyme, cientos de terapias también competirán por tu atención. Gestionarlo todo puede parecer un trabajo de tiempo completo; al menos lo fue para mí durante cierto período de mi vida. Este libro pretende quitarle algo de complejidad al proceso.

MENTALIDAD CURATIVA Y SUS PRACTICANTES

Probablemente hayas llegado hasta aquí tras navegar por un complejo sistema médico y hayas aprendido a confiar en tu intuición. Seguramente ya sabes lo frustrante que puede ser el proceso y que muchos de los médicos convencionales no reconocen el Lyme crónico. Tal vez tengas una carpeta con los resultados de las pruebas después de consultar muchos médicos, hayas recibido muchos diagnósticos diferentes e intentado darle sentido a un conjunto de síntomas confusos que cambia continuamente.

Durante el resto del tratamiento, deberás seguir confiando en tu intuición. Además necesitarás trabajar con un especialista en Lyme que tenga experiencia en el diagnóstico y tratamiento de la enfermedad. También es probable que trabajes con otros especialistas, como un cardiólogo y un neurólogo, para eliminar otras posibilidades y también para revisar los órganos afectados en coordinación con tu médico especialista en Lyme. En última instancia, tú serás el defensor o la defensora de tu propia salud todo el tiempo, pero trabajar con un especialista es indispensable. Si no conoces a ningún especialista en tu zona, busca en el directorio de la Sociedad Internacional de

Lyme y Enfermedades Asociadas (ILADS, por sus siglas en inglés), disponible en www.ilads.org, y encuentra un médico especialista en Lyme (MEL). Necesitas trabajar con un MEL, ya que tendrás que lidiar con la frustración si acudes a un médico convencional que no esté entrenado o bien instruido en Lyme. Para la mayoría de los médicos que no están educados en Lyme, hablar del tema parece tabú. Debes encontrar un médico experimentado como prioridad, ya que la dosificación de cualquier protocolo o el orden de los diferentes tratamientos puede marcar la diferencia del éxito.

Aparte de un MEL y especialistas adicionales, intenta buscar la orientación de un médico holístico generalista para poner las cosas en perspectiva y ajustar las prioridades durante el tratamiento. Por ejemplo, cuando hables con un especialista, este se centrará estrictamente en su campo; un experto en Lyme querrá acabar con el Lyme, un experto en hongos querrá dar prioridad al hongo, y así sucesivamente. Así que a veces es fácil irse por las tangentes y olvidarse de evaluar las prioridades y desequilibrios de tu cuerpo.

Las enfermedades crónicas como la enfermedad de Lyme son difíciles de tratar, y es posible que te encuentres con muchos médicos a lo largo de tu viaje hacia la salud. Sé consciente de no darle demasiado poder a las batas blancas o, en el caso de la medicina alternativa, a los bienintencionados curanderos o médicos holísticos. En un estudio realizado en la Clínica Mayo en 2017, de los historiales médicos de más de 200 pacientes que acudieron para una segunda opinión, el 20 por ciento de estas opiniones eran un diagnóstico totalmente diferente al diagnóstico original, y el 88 por ciento de las veces la segunda opinión difería sustancialmente. En otras palabras, la opinión de los expertos puede diferir de forma tan significativa que debes asumir la toma de decisiones tú mismo. Utilizando una analogía empresarial, uno debería convertirse en el director general de su propia salud.

Otro papel importante que a menudo pasa desapercibido o se infravalora a lo largo del viaje de curación es la persona de confianza que proporciona apoyo y ayuda a navegar a través de las innumerables decisiones que deben tomarse. Esta persona puede ser un cónyuge, un familiar o un amigo íntimo, y a veces figura como contacto de emergencia. Deberá tener un profundo conocimiento de primera mano de tu situación, velarán por tus intereses e intervendrán cuando no puedas tomar una decisión.

También tendrás que experimentar hasta cierto punto contigo mismo, ya que cada cuerpo reacciona de forma diferente a los medicamentos y tratamientos. Ten paciencia. No existe una solución milagrosa que funcione en un día, aunque los consejos que se enumeran aquí están pensados para acelerar tu recuperación, y el proceso llevará su tiempo. Empezar tranquila y lentamente es el método recomendado siempre; además, prueba un cambio cada vez, ya que será más fácil hacer un seguimiento de qué cambios están teniendo un impacto. Los médicos pueden darte sus opiniones, que pueden ser variadas. Los médicos pueden equivocarse. Y todo el proceso de tratamiento puede ser confuso, pero en última instancia, todo se reduce a tu decisión. A veces, en la actual jungla salvaje que es el tratamiento del Lyme, necesitamos este recordatorio.

1

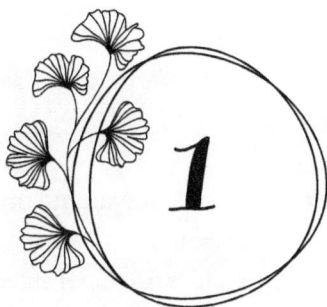

VISIÓN GENERAL

¿QUÉ ES EL LYME?

Las garrapatas existen desde hace cientos de miles de años. En un estudio, los investigadores realizaron la secuenciación genómica de los 146 genomas de *Borrelia burgdorferi* y descubrieron que su antepasado más reciente tiene más de 60,000 años. Efectivamente, los humanos han convivido con la enfermedad de Lyme durante mucho tiempo. Un análisis genético descubrió la enfermedad de Lyme en una momia de hielo de 5,300 años de antigüedad en los Alpes orientales.

La enfermedad tomó su nombre de la ciudad de Lyme, Connecticut, donde en los años 70 grupos de niños de las mismas zonas y por la misma época empezaron a desarrollar dolores articulares, erupciones cutáneas y fiebres, que se pensó que eran artritis juvenil. Varios años después, el Dr. Alan Steere identificó la enfermedad como transmitida por garrapatas. Después, en 1982, William Burgdorfer, un entomólogo médico, identificó la espiroqueta, una bacteria en forma de espiral, como el agente causante de la enfermedad, y así *Borrelia burgdorferi* recibió su nombre.

El Lyme es hoy ocho veces más prevalente que el VIH y tres veces más que el cáncer de mama. Los Centros para el Control y la Prevención de Enfermedades (CDC por sus siglas en inglés) informan de 470,000 casos al año sólo en Estados Unidos, lo que supone más que los casos de cáncer de mama, VIH y hepatitis C juntos; sin embargo, los expertos creen que esta cifra no se aproxima a la realidad, ya que sólo se tienen en cuenta en este número las personas que informaron de una picadura de garrapata en las seis semanas siguientes a un inmunoblot positivo. Un estudio reciente basado en datos de reclamaciones de seguros comerciales sugiere que lo más probable es que los casos reales no se reporten y generen más de 1,000 millones de dólares en costes médicos. En la actualidad, es la enfermedad transmitida por vectores más común y de más rápido crecimiento en Estados Unidos y Europa, según los CDC. Se calcula que en el noreste de Estados Unidos, hasta la mitad de las garrapatas pueden ser portadoras de *Borrelia*, el agente causante de la enfermedad de Lyme. Mientras que en zonas de California, se estima en un porcentaje menor, como el 5 por ciento de las garrapatas. En la actualidad, están apareciendo casos de la enfermedad de Lyme en zonas que nunca se había pensado que fueran endémicas, y se especula con la posibilidad de que el calentamiento global sea un factor impulsor de su propagación, junto con la deforestación, la urbanización, la caza y el aumento de la población de ciervos. De hecho, los investigadores predicen que el cambio climático, la pérdida de biodiversidad y el crecimiento de la población acelerarán la propagación de muchas enfermedades zoonóticas como la de Lyme.

El Lyme es una enfermedad controvertida porque es muy difícil de diagnosticar y cultivar. En otras palabras, cuando se extrae la sangre de un ser humano o animal infectado, no se puede cultivar fácilmente, lo que significa que no podemos saber quién la tiene y quién no. Además, hay más de 300 cepas que no se detectan con la prueba estándar denominada ELISA.

El método de dos pruebas que se utiliza actualmente nunca se desarrolló teniendo en cuenta el caso del Lyme crónico.

El Lyme también es difícil de detectar porque, en la mayoría de los casos, las personas no recuerdan una picadura de garrapata o nunca han tenido una erupción ni roncha en forma de blanco (que en muchos casos es causada por una garrapata apenas del tamaño de este punto .). La expresión de la erupción, también conocida como erupción de tipo eritema migratorio (migrans), también puede variar, ya que algunas erupciones muestran los reveladores anillos concéntricos (como un ojo de buey o un blanco) y otras son más pequeñas y menos evidentes. De hecho, muy rara vez aparece como el típico ojo de buey delator. Para muchos que no han visto una garrapata o una erupción, un diagnóstico de Lyme puede resultar sorprendente.

La siguiente comparación da una idea de lo pequeñas que son las garrapatas y por qué son difíciles de detectar.

Antes de picarte, la garrapata utiliza sustancias químicas que actúan como anestésicos para que no sientas la picadura. Además, como puedes ver, la garrapata en fase de ninfa es la más difícil de identificar. Las garrapatas son diminutas, casi indistinguibles de las partículas de tierra, y son demasiado pequeñas para sentirlas caminando sobre ti. Aunque

GARRAPATA OCCIDENTAL DE PATAS NEGRAS

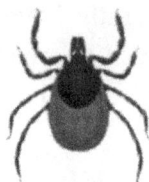

Hembra adulta
2.5 mm

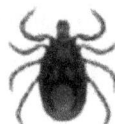

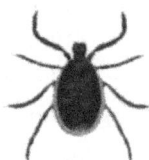

Macho adulto
2.0 mm

Ninfa
1 mm

Larva
0.5 mm

GARRAPATA ORIENTAL DE PATAS NEGRAS

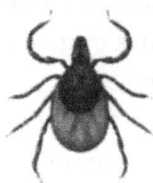

Hembra adulta
2.5 mm

Macho adulto
2.0 mm

Ninfa
1 mm

Larva
0.5 mm

COMPARACIÓN DE TAMAÑO

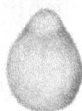

Semilla de sésamo
3 mm

Semilla de amapola
1 mm

las garrapatas no tienen buena visión ni oído, su sentido del olfato está agudizado. Pueden detectar las emisiones de dióxido de carbono y ácido láctico y también los olores de las colonias microbianas de la piel de una persona. Las garrapatas no prefieren la luz del sol y optan por lugares poco visibles, como en el pelo o bajo la ropa. El tiempo que tardan en transmitir una infección es un tema muy debatido. Algunos médicos afirman que si la garrapata no estuvo adherida durante al menos veinticuatro a cuarenta y ocho horas, no hay de qué preocuparse. Esto no es cierto, ya que hay suficientes investigaciones que demuestran que la infección puede propagarse aún en un período de tiempo más corto, incluso a los pocos minutos de estar adherida. El Lyme también se transmite a través de mosquitos, ácaros, pulgas, moscas que pican, vía relaciones sexuales, de madre a hijo y sobrevive a los bancos de sangre. Los animales domésticos también pueden ser una fuente de infección. Si tienes un gato, puede haberte transferido la *Bartonella*. Si tienes un perro, puedes haberte contagiado de Lyme a través de las pulgas.

El Lyme es una enfermedad sistémica que afecta a múltiples órganos. A los pocos días de infectarse, el Lyme se propaga por todo el cuerpo. La forma de sacacorchos de la espiroqueta y su cola, llamada flagelo, le permiten viajar rápidamente a través de los tejidos densos del cuerpo y por los órganos, atravesar la barrera hematoencefálica, burlar a las células inmunitarias y desencadenar una serie de síntomas. Se convierte entonces en una carga para el sistema inmunológico y puede empeorar otras condiciones de salud o ir acompañada de carencia de nutrientes, intoxicación por metales pesados, micotoxinas del moho, disfunción suprarrenal, parásitos, problemas gastrointestinales y candidiasis.

La enfermedad de Lyme suele llamarse la gran imitadora y con frecuencia se diagnostica erróneamente como esclerosis múltiple, parálisis de Bell, trastorno bipolar, esquizofrenia, artritis, depresión, neuritis óptica, meningitis, daño nervioso, síndrome de Ménière, fiebres crónicas, garrapatas extrañas en el oído, dolores aleatorios, niebla cerebral, y la lista sigue y sigue. De hecho, se cree que está detrás de muchas enfermedades fisiológicas y neurológicas.

Un proyecto observacional de crowdsourcing llamado MyLymeData.org que registra datos de más de 14,000 personas con la enfermedad de Lyme, descubrió que el 72 por ciento de los encuestados fueron diagnosticados erróneamente antes de obtener un diagnóstico de Lyme. Los diagnósticos erróneos más comunes incluyen fibromialgia (43 por ciento), fatiga crónica (43 por ciento), trastorno tiroideo (26 por ciento), artritis reumatoide (17 por ciento), afecciones neurológicas progresivas, como la esclerosis múltiple (12 por ciento), así como la enfermedad de Parkinson y la ELA (5 por ciento). Las personas pueden encontrarse en un espectro que va desde ser ligeramente sintomáticas hasta estar en una silla de ruedas y en un estado crítico con daños importantes en los órganos.

Las investigaciones han descubierto que la enfermedad de Lyme crea marcadores de inflamación que se dirigen directamente a las células nerviosas llamadas células gliales, responsables de la regeneración. Mientras el sistema inmunitario ataca a los patógenos, los tejidos se dañan y, como resultado, pueden producirse daños permanentes a lo largo de muchos años y múltiples picaduras. De hecho, muchos de los principales médicos especializados en Lyme comentan que sus pacientes que padecen Alzheimer, Parkinson, ELA y esclerosis múltiple suelen dar positivo en las pruebas de *Borrelia B*. En múltiples estudios, también se ha encontrado Lyme en muestras de tejido de pacientes con esclerosis múltiple. De hecho, muchos médicos creen que la enfermedad de Lyme y, si no se detectan y tratan, las enfermedades transmitidas por garrapatas de forma más general pueden ser realmente un catalizador de enfermedades crónicas o autoinmunes, que se calcula que afectan a 50 millones de estadounidenses.

EL CUERPO CON LYME

La cepa de Lyme u otras enfermedades transmitidas por garrapatas que porte una garrapata dependerá de la especie y de su ubicación geográfica. Ciertas cepas de *Borrelia* son más propensas a presentar síntomas neuromusculares, mientras que otras tienen como síntoma la fiebre recurrente.

Las personas con Lyme no tratada o tratada insuficientemente pueden experimentar cientos de síntomas y verse afectadas por sensibilidades químicas, brotes durante el período menstrual, alergias inesperadas, hematomas, intolerancia al alcohol, mayor sensibilidad a las picaduras de insectos, aumento del tiempo necesario para la recuperación y síntomas o sensaciones extrañas e inexplicables. Las personas afectadas sienten que su cuerpo falla de múltiples formas diferentes y confusas. El Lyme puede imitar muchas otras cosas, como la alergia al moho. Sin embargo, el único síntoma distintivo que sólo se encuentra con el Lyme es una sensación errante o «migratoria» de los síntomas, como las artralgias o el dolor. Las espiroquetas tienen afinidad por las zonas del cuerpo con bajo flujo sanguíneo y alto contenido en grasa o azúcar; como los tejidos conjuntivos, las articulaciones, el líquido sinovial, los tejidos nerviosos y el cerebro. La capacidad de la espiroqueta para viajar tan bien explica por qué estos síntomas pueden migrar desde distintas partes del cuerpo. Los síntomas se manifiestan en múltiples áreas del cuerpo, con quejas de dolor musculoesquelético, síntomas neurológicos, desequilibrios endocrinos, problemas cardiorrespiratorios y alteraciones gastrointestinales.

TIPOS DE LYME Y COINFECCIONES

El 90 por ciento de las personas infectadas por *Borrelia* pueden albergar también coinfecciones, que se adquieren en el momento de la picadura de la garrapata. Los estudios demuestran que al menos al 60 por ciento de las personas con Lyme se les diagnostica una o más coinfecciones. De hecho, se cree que una garrapata puede propagar más de 200 tipos diferentes de bacterias y muchos tipos de virus, lo que significa que muchos pacientes crónicos de Lyme podrían estar infectados con muchos tipos diferentes de microbios al mismo tiempo.

Muchos síntomas, como el pensamiento nublado, el sueño interrumpido, la baja energía y demás, son consecuencias de la sobreproducción de citocinas. Las citocinas son producidas por los glóbulos blancos para combatir la infección, pero cuando producimos demasiadas, el resultado son los síntomas que experimentamos. De hecho, otras afecciones de Lyme no relacionadas, como crecimiento excesivo de las levaduras y la toxicidad del moho, pueden generar citocinas que se parecen a los síntomas de Lyme. Los síntomas más intensos serán diferentes para cada persona, ya que se cree que el Lyme ataca la zona más débil de tu cuerpo.

Cientos de síntomas pueden atribuirse a la *Borrelia* y muchos más a las coinfecciones. He aquí una lista de los síntomas típicos atribuidos a cada microbio:

BORRELIA	BARTONELLA	BABESIA
Síntomas gripales	Ansiedad constante	Niebla cerebral/ deterioro cognitivo
Ganglios linfáticos inflamados	Síntomas neurológicos inusuales	Sudores nocturnos o diurnos intensos o fiebre/escalofríos
Fiebres	Ansiedad, ira, irritabilidad, ataques de pánico	Palpitaciones cardíacas (Síndrome de Taquicardia Postural Ortostática)
Cuello rígido	Dolor ocular, alteraciones visuales, conjuntivitis	Falta de aire o respiración entrecortada
Artralgias errantes o «migratorias»	Piel: «Huellas»/estrías (rojizas o moradas) que no siguen los planos de la piel	Dolor costal
Dolor de cabeza, en la parte posterior	Dolor de cabeza temporal	Dolor de cabeza frontal
Fatiga / poca resistencia	Dolor óseo en caderas, plantas de los pies y articulaciones pequeñas	Fatiga suprarrenal/ hipertensión ortostática
Mialgias	Linfadenopatía: bultos y protuberancias; ganglios linfáticos inflamados	Mareos, pérdida del equilibrio
	Mucho sudor durante el día	Ansiedad aguda, ataques de pánico
	Dolor abdominal, problemas intestinales	Náuseas, anemia
	Sensaciones parecidas a electrocuciones	Entumecimiento y hormigueo/ardor
	Convulsiones/ encefalopatía	Empeoramiento cíclico de los síntomas cada tres o cuatro semanas
	Erupciones inusuales	Bazo agrandado, fácil aparición de hematomas

Además de estos tres microbios, otros virus de Lyme, anaplasmosis, ehrliquiosis, chlamydia pneumoniae, que forman parte de la picadura de la garrapata, y otros virus, como el de Epstein Barr (VEB), el citomegalovirus (CMV) y el herpesvirus humano 6 (VHH6), que normalmente son dominantes pero se activan cuando el sistema inmunitario está sobrecargado, pueden causar una variedad de otros síntomas. De hecho, la variedad de microbios con los que cada individuo podría tener que lidiar cuando está infectado es extremadamente variada y puede hacer que el tratamiento sea aún más difícil, especialmente cuando estas infecciones individuales no se identifican adecuadamente.

En un artículo publicado en las actas de la Academia Nacional de Ciencias, se estima que el 99 por ciento de los microbios aún no se han descubierto, lo que hace pensar con humildad que muchos microbios potencialmente patógenos transmitidos por vectores aún no se han identificado ni comprendido.

¿DÓNDE SE ENCUENTRA?

La enfermedad de Lyme se ha documentado en todos los estados de Estados Unidos y en muchos países del mundo. Está apareciendo en lugares donde las comunidades y los médicos locales no están familiarizados con la enfermedad. Con la expansión suburbana, cada vez más gente vive en zonas habitadas por ciervos. Algunas zonas están incluso superpobladas de ciervos u otros portadores, como el ratón de patas blancas, debido a un desequilibrio de depredadores y presas en el ecosistema. Además, las garrapatas no se mueren en invierno, ni con las estaciones más cálidas o un clima más templado. De hecho, el Lyme se ha descrito como la primera epidemia del cambio climático. Aunque muchos asocian la enfermedad de Lyme con las garrapatas, hay otros vectores que pueden transmitir la enfermedad y coinfecciones. Muchos otros expertos reconocen la creciente prevalencia de otros portadores, como las moscas negras y los mosquitos. Un mosquito, por ejemplo, puede transmitir Lyme y coinfecciones a un ser humano, después de haber picado a un animal infectado.

El número de casos confirmados y probables de la enfermedad de Lyme en Estados Unidos se ha más que duplicado entre 2001 y 2015, como puede verse en este mapa de los CDC.

MAPA DE CASOS DE LYME

2001

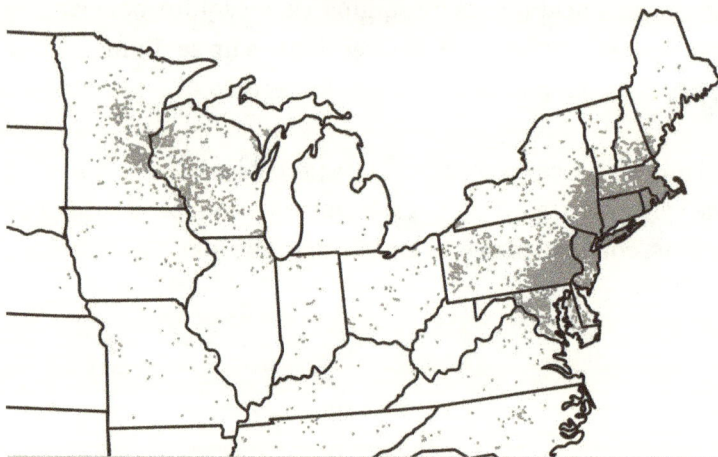

2015

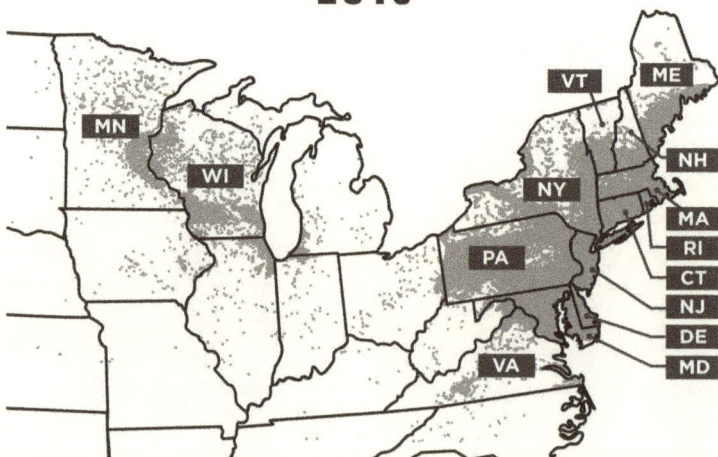

Crédito del mapa: CDC. Anotación: Katie Park/NPR. Fuente de datos: https://www.cdc.gov/lyme/stats/index.html

INVESTIGACIÓN

Gran parte de la situación actual en torno a la enfermedad de Lyme puede entenderse en el contexto de la investigación dedicada a la enfermedad.

FONDOS DE NIH PARA LA INVESTIGACIÓN
($ millones)

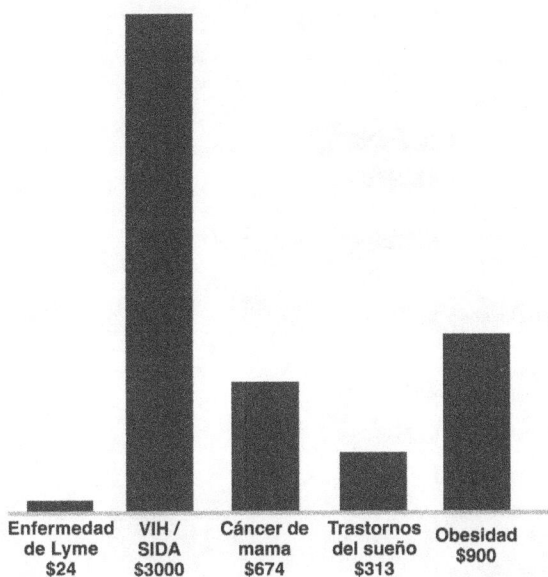

| Enfermedad de Lyme $24 | VIH / SIDA $3000 | Cáncer de mama $674 | Trastornos del sueño $313 | Obesidad $900 |

Los Institutos Nacionales de Salud (NIH, por sus siglas en inglés) han financiado la mayor cantidad de estudios sobre enfermedades transmitidas por vectores. Sin embargo, esta cantidad palidece en comparación con otras categorías. Por ejemplo, la enfermedad de Lyme recibe el 0.2 por ciento de la financiación pública que recibe el VIH/SIDA. De hecho, sólo hay tres pruebas aleatorias controladas que fueron financiadas por ls NIH en los últimos veinte años; como muestra la siguiente figura del número de estudios clínicos para la enfermedad de Lyme en comparación con otras categorías.

NÚMERO DE ESTUDIOS CLÍNICOS SOBRE ENFERMEDADES INFECCIOSAS

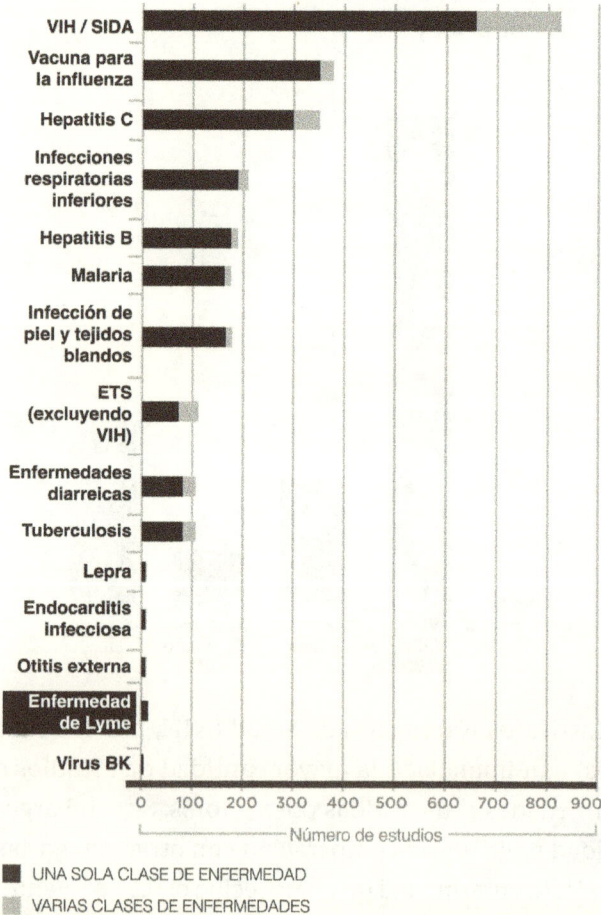

De Goswami N.D., Pfeiffer C.D., Horton J.R., Chiswell K., Tasneem A., Tsalik E.L. "The state of infectious diseases clinical trials: A systematic review of clinicaltrials. gov" PLoS ONE, 16 de octubre de 2013. doi: 10.1371/journal.pone.0077086.

Por desgracia, hay muchos estudios que demuestran que ciertos antibióticos a base de plantas funcionan en una placa de Petri, como el extracto de semilla de uva o los aceites esenciales, pero no tenemos pruebas para afirmar que funcionen en humanos. La eficacia *in vitro* no se traduce en eficacia *in vivo*. Hasta la fecha, hay pocos estudios en humanos sobre qué antibióticos o combinaciones de antibióticos funcionan para determinadas infecciones. En consecuencia, el tratamiento se guía por la experiencia clínica y depende de la habilidad del profesional.

En el momento en que escribo estas líneas, la comunidad científica ha desarrollado en paralelo múltiples vacunas contra el COVID-19 en un tiempo récord y ha respondido de una forma que nunca habíamos visto. Como comunidad científica mundial, somos capaces de pasar de una secuencia del genoma viral a una vacuna en varios días, lo cual es asombroso. Sin embargo, en el caso de la enfermedad de Lyme, se han hecho múltiples intentos para mejorar la terapéutica y las herramientas de diagnóstico, se ha probado una vacuna fallida y, sin embargo, todos los días hay personas que siguen padeciendo esta enfermedad debilitante. Otras enfermedades, como las autoinmunes y algunos tipos de cáncer, están a años luz de la situación en que se encuentra la enfermedad de Lyme. Sin embargo, a medida que aumenta la conciencia pública, la financiación privada y grupos como la Alianza de Lyme Global (Global Lyme Alliance) y la Fundación Lyme de Bay Area (Bay Area Lyme Foundation) están surgiendo y empezando a avanzar.

PREVENCIÓN

La enfermedad de Lyme es ahora endémica en muchas zonas y se ha descubierto en zonas en las que nunca se sospechó que hubiera Lyme. Además, el sistema inmunitario no conserva una memoria de la enfermedad de Lyme como hace con otras infecciones para eliminarla más eficazmente la próxima vez que nos encontremos con ella. Más bien, se puede contraer la enfermedad de Lyme varias veces con cada nueva picadura de garrapata. Así que la concienciación y la prevención son fundamentales.

En el libro *Preventing Lyme & Other Tick-borne Diseases (Prevención de Lyme y otras enfermedades transmitidas por garrapatas)*, de Alexis Chesney, se examinan detenidamente distintas estrategias para prevenir las picaduras de garrapata, e incluso se describen «trampas para garrapatas» que disuaden de su presencia en tu propiedad. Por ejemplo, algunas medidas prácticas que puedes tomar en tu jardín son deshacerse de los montones de hojas y de madera, evitar poner los equipos y áreas de juegos para niños en zonas oscuras, promover un paisajismo que favorezca la luz y reduzca al mínimo las zonas sombreadas, reducir los arbustos que atraen a los ciervos y otros animales salvajes, así como tomar medidas para reducir las plagas en la propiedad. Otras medidas naturales de control de garrapatas son los pollos o gallinas que se alimentan de ellas, que también pueden reducir su población. Mantén la hierba corta y coloca un perímetro de un metro de aserrín o grava entre tu jardín y cualquier hierba alta o zona boscosa. A las garrapatas no les gusta cruzar estas zonas, ya que son cálidas y secas. En casa, otro factor de riesgo importante son las mascotas. No es aconsejable dormir con ellas y se recomienda revisar con frecuencia si tienen garrapatas. Algunas tiendas de mascotas tienen productos naturales a base de hierbas (por ejemplo, un producto llamado PetzLife Tickz) que la mascota ingiere cada día en su comida, lo que ayuda a repeler las garrapatas para que no se adhieran. La permetrina, un insecticida que actúa como neurotoxina para los insectos, se ha identificado como el repelente más eficaz. Es un insecticida sintético de contacto, similar a una sustancia química natural derivada de las flores secas del crisantemo.

El ejército lo utiliza desde hace años para proteger a los soldados y al ganado. También puedes comprar ropa repelente de insectos con permetrina, y hay varias empresas que tratan la ropa con permetrina, como Insect Shield. Las garrapatas suelen llegar a los pies, por lo que los pantalones, calcetines y zapatos tratados con permetrina son útiles, junto con sombreros o cobertores de cabeza por si caen de los árboles. Aunque la permetrina es una opción excelente sobre la ropa, no se recomienda sobre la piel durante períodos prolongados. Así que empaparse de permetrina de por vida no es una opción sensata, ya que afecta al sistema nervioso central, aunque podría estar justificado para viajes cortos en zonas de alto riesgo. Para la aplicación directa sobre la piel, existen varias opciones revisadas por *Consumer Reports*, que publica valoraciones detalladas, también disponibles en su página web. Cabe mencionar que cada uno de los productos mejor calificados en un estudio de *Consumer Reports* publicado en 2016 tiene DEET. Para quienes opten por una alternativa más natural y menos tóxica, una empresa llamada Cedarcide ofrece un versátil espray que contiene aceite de madera de cedro.

Por desgracia, no se han realizado estudios clínicos importantes o concluyentes que clasifiquen objetivamente las alternativas de insecticidas. Dependiendo del profesional al que preguntes, muchos te recomendarán distintas opciones. Por ejemplo, muchos médicos recomiendan el aceite esencial

Solvarome, que es una combinación de lavanda, romero, aceite de tomillo, ciprés y geranio rosa. Para determinar qué es lo que realmente funciona, tendrás que probar aerosoles y estrategias y ser el conejillo de indias; prueba diferentes cosas y observa cuáles son más eficaces para prevenir las picaduras. La estrategia también variará según el insecto del que se trate. Para los mosquitos, la citronela y la hierba limón pueden ser eficaces, mientras que para las garrapatas es mejor el geranio. También puedes experimentar incorporando más ajo, cebolla y pomelo a tu dieta y disminuyendo los dulces.

Aunque no existen estudios aleatorizados controlados en humanos, en estudios con animales, el *Cistus incanus*, tomado internamente en infusión, ha resultado increíblemente eficaz para repeler las garrapatas. Muchos recomiendan beber hasta tres o cuatro tazas de *Cistus incanus* al día para protegerse de las picaduras de garrapata. Otro método de prevención consiste en tomar profilácticamente diferentes combinaciones de hierbas. Stephen Buhner en su libro *Healing Lyme (Curación del Lyme)* recomienda la hierba astrágalo (vale la pena mencionar aquí que puede estar contraindicada para uso a largo plazo en personas con condiciones autoinmunes o tendencias autoinmunes o predisposición a la autoinmunidad). Otros médicos pueden recomendar combinaciones de hierbas, como andrographis, cryptolepis, escutelaria y centinodia japonesa, por mencionar algunas. También hay tinturas combinadas, como el cóctel vendido por Biopure, que pueden ser útiles. Este libro no profundiza en las recomendaciones de dosificación ni ofrece orientación sobre el tratamiento. Se anima al lector a trabajar con un médico experto en Lyme para los protocolos de tratamiento específicos.

PICADURA RECIENTE DE GARRAPATA

Es probable que no estés leyendo esto debido a una infección aguda o a una picadura de garrapata. No obstante, si te ha picado una garrapata, debes iniciar el tratamiento de inmediato. Algunos médicos recomiendan esperar y ver qué pasa; sin embargo, dado lo que está en juego y el potencial de infección crónica con un tratamiento más prolongado, se recomienda tratar durante al menos cinco o seis semanas con un antibiótico de tetraciclina o, idealmente, una combinación de antibióticos para cubrir múltiples coinfecciones. Por desgracia, el tratamiento típico con doxiciclina recomendado por los CDC ha demostrado ser ineficaz. Debido a la baja eficacia del tratamiento estándar con doxiciclina, ILADS recomienda un tratamiento continuo hasta la resolución de los síntomas. Muchos practicantes también cubrirán la coinfección de *Babesia* y *Bartonella*, usando hierbas como cryptolepis y sida acuta. Si no puedes obtener la atención y los cuidados adecuados, busca inmediatamente un MEL local en tu zona a través del directorio de ILADS. Las migrañas eritematosas se han convertido en un síntoma distintivo utilizado para determinar si la picadura es infecciosa, pero esto no es fiable, ya que muchas personas desarrollan la enfermedad de Lyme sin presentar nunca una erupción roja en el lugar de la picadura. Además, si ves la garrapata sobre ti, hay varias formas ideales de quitártela, de la siguiente manera:

- Utiliza unas pinzas de punta fina con extremos puntiagudos o, mejor aún, unas pinzas diseñadas específicamente para la eliminación de garrapatas.
- Sujeta la garrapata lo más cerca posible de la superficie de la piel y hala hacia arriba con una presión constante. No retuerzas ni jales muy fuerte de la garrapata, ya que podrías dejar la cabeza u otras partes dentro de la piel.

- No la quemes, aprietes ni apliques ninguna sustancia sobre ella, ya que la garrapata podría regurgitar más infección a través de la piel, empeorando la situación.
- Envía la garrapata a analizar, ya que este análisis confirmará cualquier infección y ayudará a informar sobre el tratamiento, si es necesario.

Hay opiniones encontradas sobre qué aplicar tópicamente en la zona. Algunos médicos recomiendan el yodo; otros, distintos remedios homeopáticos.

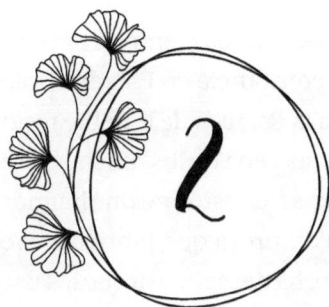

ANÁLISIS

Según los CDC, la enfermedad de Lyme es un diagnóstico clínico basado en signos y síntomas, y los análisis son útiles si se usan correctamente como ayuda secundaria. En cuanto a los análisis, el tema es controversial, ya que tanto los pacientes como los profesionales reconocen que el método estándar de dos niveles, aunque sea el más disponible, no es fiable. Un estudio realizó un metanálisis de ocho artículos científicos y determinó que la sensibilidad de esta prueba era del 46 por ciento.

Como parte del método de dos niveles, primero se utiliza el análisis inmunoenzimático o ELISA (por sus siglas en inglés). A continuación, si el ELISA resulta positivo, se realiza la prueba Western blot, que tiene una mayor precisión. Desafortunadamente, este método plantea muchos problemas:

- El análisis Western blot se desarrolló cotejando anticuerpos de la sangre humana con una única cepa de *Borrelia* procedente de Europa, ignorando toda la gama de proteínas representadas por los cientos de cepas de *Borrelia* de las que se tiene constancia en Estados Unidos y en todo el mundo, incluida la *Borrelia* de la fiebre recurrente. Además de utilizar una sola cepa de los muchos anticuerpos expresados, sólo diez se consideraron diagnósticos. Incluso Immunetics, la empresa que fabrica el Western blot y lo vende a LabCorp, ha descubierto que los patrones alternativos de bandas de Western blot producen mejores resultados para los pacientes con la enfermedad de Lyme.

- Tanto el ELISA como el Western blot utilizan «análisis indirectos», que analizan las células inmunitarias producidas, no el patógeno en sí. Tanto las inmunoglobulinas IgM como las IgG se producen en respuesta a la infección y se clasifican por su peso. Los CDC consideran que un análisis es positivo si dos de cada tres bandas IgM son positivas o si cinco de cada diez bandas IgG son positivas. Sin embargo, el organismo puede tardar varias semanas en producir una respuesta inmunitaria detectable, por lo que estas pruebas no pueden indicar inmediatamente si una persona está infectada. Esto puede ser problemático, ya que los pacientes tienen más posibilidades de una recuperación «limpia», o sin complicaciones, si el tratamiento se inicia pronto. Además, estas pruebas presuponen que el sistema inmunitario del paciente puede dar una respuesta para generar serología de anticuerpos, una medida del número de anticuerpos en la sangre, lo que no siempre es el caso.

- El problema con los análisis de sangre es que la bacteria del Lyme no siempre está en la sangre; puede esconderse en el líquido sinovial o en los tejidos. Un análisis de sangre es como una fotografía instantánea que captura sólo un momento en el tiempo, y no representa lo que ocurre en todo el cuerpo o en los otros lugares donde el Lyme puede estar más concentrado.

Tras recibir un resultado negativo en el examen de Lyme, muchas personas aceptan los resultados como un hecho inexorable y acaban con diagnósticos erróneos, como fatiga suprarrenal, VEB crónico o Tiroiditis de Hashimoto. Independientemente de los resultados de los exámenes, es importante comprender tu cuadro sintomático. Por ejemplo, existe un cuestionario llamado la escala de Horowitz que calcula la probabilidad de que tengas Lyme basándose únicamente en los síntomas. Si tus resultados son negativos y crees que podrías tener Lyme, aunque sólo sea por los síntomas o la escala de Horowitz, pide tu cita con un MEL cercano lo antes posible.

Recuerda, el Lyme es un diagnóstico clínico y el método estándar de dos niveles no es fiable. Por desgracia, el diagnóstico clínico depende de los conocimientos, la formación y la experiencia del médico. En muchas zonas del mundo, con la excepción del noreste y norte central de los Estados Unidos, muchos médicos no están especialmente capacitados para reconocer o tratar el Lyme y sus coinfecciones. Muchos médicos sin experiencia en la enfermedad de Lyme pueden incluso tratar el tema como tabú.

LABORATORIOS ESPECIALIZADOS

Los siguientes exámenes/análisis son específicos de Lyme y ofrecidos por laboratorios especializados. Por desgracia, los seguros raramente los cubren y sólo se solicitan a través de MELs o practicantes que tratan la enfermedad de Lyme.

EXAMEN/ANÁLISIS	RECURSOS PARA EXÁMENES/ANÁLISIS
Anticuerpo de Lyme (indirecto)	A diferencia de la prueba de dos niveles ELISA, Igenex utiliza más de una cepa de bacterias como base de su prueba. Es el único laboratorio que utiliza una cepa derivada de humanos en lugar de una cepa derivada de garrapatas. Es una prueba indirecta que se basa en la respuesta inmunitaria. Dado que estos anticuerpos pueden persistir incluso cuando la infección ha desaparecido, los resultados pueden indicar que hubo una exposición en el pasado, pero no confirman que la infección esté activa. Los perfiles de Igenex completos pueden ser caros, y algunos pacientes optan por el Tick Plex de los laboratorios Armin como filtro más general.
Perfil de citocinas	Este perfil lo ofrece un laboratorio de Alemania llamado Armin Labs. Un perfil de citocinas es útil, ya que proporciona información sobre la inflamación, pero se necesita un profesional con conocimientos para su interpretación.
Elispot	De los laboratorios Armin, el Elispot utiliza células T, que son células inmunitarias que ayudan al organismo a combatir las infecciones y tienen una memoria de unas seis semanas. Aunque no indica necesariamente una infección activa, dará positivo si tu sistema inmunitario ha estado trabajando activamente contra Lyme u otros microbios en las últimas seis semanas.
DNA Connections	En el momento en el que escribo esto, DNA Connections es uno de los pocos laboratorios que ofrece análisis a domicilio directamente al consumidor. También ofrecen análisis de los dientes extraídos. DNA Connections ofrece análisis de orina que pueden ser útiles después de despertar a los microbios mediante el ejercicio o la luz roja. Una de las desventajas de las pruebas de ADN es que no distinguen eficazmente entre organismos vivos y muertos.
Análisis de garrapatas	Tick Report, Igenex y Ticknology ofrecen análisis de garrapatas.
PCR (análisis directo)	PCR es un análisis para detectar directamente la presencia del germen. Estos tienen una alta precisión, lo que significa que si el resultado es positivo, definitivamente lo tienes. Desafortunadamente, dado que los microbios pueden no estar en la sangre o no ser atrapados en la muestra, un PCR positivo es poco probable. Una versión mejorada de la PCR llamada Fish aumenta las posibilidades de detectar el microbio. También existe una versión especializada para detectar *Bartonella*, ofrecida por Galaxy Diagnostics Labs, en la que se potencia el crecimiento de *Bartonella* en cultivos especiales antes de realizar un análisis PCR, lo que aumenta las posibilidades de detección. Los seguros tampoco suelen ofrecer cobertura a menos que el PCR sea positivo. También se puede realizar un PCR a partir de otras muestras, como líquido cefalorraquídeo o incluso del cordón umbilical.

Los análisis mencionados son los más utilizados por los MEL. Ha habido otros, como una prueba de cultivo de Lyme desarrollada por el Dr. Joseph J. Burrascano. Esta prueba indicaba definitivamente si el Lyme había sido detectado; sin embargo, era limitada en la práctica porque el cultivo tardaba más de un mes en crecer. En el momento en que escribo esto, se están desarrollando pruebas innovadoras, como la secuenciación metagenómica para identificar bacterias de Lyme y coinfecciones, y el uso de bacteriófagos, como una prueba de un laboratorio llamado R.E.D. Los bacteriófagos resultan prometedores como forma de determinar la presencia de distintos tipos de bacterias. La idea es buscar el bacteriófago en lugar de la propia bacteria, ya que los bacteriófagos sólo están presentes en infecciones bacterianas activas, por lo que una prueba basada en fagos puede utilizarse como indicador indirecto de una infección activa.

LABORATORIOS DE APOYO ADICIONALES

Los siguientes análisis se utilizan a menudo para obtener un panorama más general de la carga inmunitaria y tóxica del individuo, y son útiles para orientar las prioridades del tratamiento. A pesar de ser útiles, muchos de los análisis más funcionales no suelen ser cubiertos por el seguro.

Análisis de sangre periódicos	Hemograma completo. Un médico experto podrá observar un hemograma estándar y conclusiones específicas sobre el Lyme y las coinfecciones. (Por ejemplo, ver niveles altos o bajos de neutrófilos puede ser indicativo de una infección bacteriana activa y una prueba de amplitud de distribución eritrocitaria baja puede ser indicativo de actividad microbiana).

Se recomienda realizar un perfil metabólico completo a lo largo de cualquier protocolo de tratamiento para comprobar la función hepática y renal (ya que las hierbas y las intervenciones farmacéuticas pueden afectar su función). |
| Pruebas bioenergéticas | Si no aparecen anticuerpos para combatir las coinfecciones de Lyme, no significa que no los tengas; sólo podría significar que el microbio no está en la sangre. Según la física biofotónica, nuestras células se comunican entre sí a la velocidad de la luz y a través de ella. Gracias a este principio, las pruebas bioenergéticas pueden detectar la presencia de microbios, que se comunican a una determinada frecuencia, incluso cuando otros laboratorios y diagnósticos fallan. Aunque muchas de las siguientes empresas mencionan que esta técnica no es un diagnóstico en sí, estas pruebas analizan la energía que emana de muestras de pelo, uñas, saliva u orina y pueden determinar valores digitales sobrecargados o debilitados que pueden representar diversos patógenos. Ejemplos de métodos de pruebas energéticas son los kits caseros de una empresa llamada Balanced Health, la electroacupuntura de Voll (EAV) y los análisis musculares, que también se describen con detalle en la siguiente sección. |
| Salud gastrointestinal | El mapa gastrointestinal de Diagnostic Solutions indica la permeabilidad intestinal, también conocida como intestino permeable, con un marcador llamado zonulina, parásitos, disbiosis, segregación de IgA, sensibilidad al gluten y problemas de desintoxicación, como la glucuronidación. |
| Indicadores/ marcadores de inflamación | CD57. Son los glóbulos blancos a los que llaman «asesinos naturales». Constituyen un sistema inmunitario innato y combaten infecciones como la de Lyme e incluso ayudan a eliminar células precancerosas. Un bajo recuento de estos puede indicar Lyme crónico, y la investigación ha vinculado este marcador a la probabilidad de recaída.

C4A. Un indicador de inflamación, presente en altos niveles cuando tienes alergia al moho. |
| Metales pesados | Un análisis de orina para determinar los niveles de excreción de metales pesados ofrecido por Great Plains Laboratories. |

Moho y micotoxinas	RealTime Labs: análisis de orina.
	Great Plains Laboratories: análisis de orina.
	Micotoxinas: análisis de sangre para anticuerpos de micotoxinas.
Marcadores autoinmunes	Hay muchos indicadores biológicos que pueden avisarte sobre tendencias autoinmunes, como anticuerpos antinucleares, proteína C reactiva, ESP, y anticuerpos tiroideos junto con un perfil tiroideo completo que incluya T3 y T4.
Análisis de ácidos orgánicos	Indica el rendimiento de las vías metabólicas. Para quienes no son profesionales, los resultados de este análisis son difíciles de leer, por lo que tendrás que trabajar con un profesional experimentado que esté capacitado para interpretar los resultados de este análisis en concreto.
Análisis de ADN	Aunque la mayoría de las personas no obtienen información procesable que repercuta en sus protocolos, algunas encuentran ideas útiles cuando trabajan con un especialista. Los datos genéticos de 23andMe pueden analizarse con servicios de terceros.
Deficiencias nutricionales	Tanto NutrEval como SpectraCell son análisis de sangre que muestran detalladamente las carencias de nutrientes.

PRUEBAS DE PROVOCACIÓN

Dado que el Lyme y las coinfecciones no suelen estar en la sangre, muchos médicos recomiendan una forma de incitación; provocar a los microbios para que se muevan y así sean más accesibles para los métodos de análisis. Por ejemplo, las pruebas de provocación con muestras de orina implican masajes linfáticos y ultrasonidos para expulsar las espiroquetas que se esconden en tejidos más estancados. Otros métodos utilizan enzimas sistémicas que pueden estimular la liberación de espiroquetas en el torrente sanguíneo con la idea de mejorar los análisis indirectos mediante el aumento de IgM e IgG y también las pruebas directas o PCR.

Otra forma sencilla, y que implica el uso de fuerza bruta, de determinar las infecciones problemáticas es mediante pruebas de estimulación en las que se utilizan remedios específicos para cada infección con la esperanza de provocar una reacción. Además, si no estás seguro de si una infección está activa o te está causando síntomas, puedes empezar a tratarla con la intención de provocar su «disipación» o un aumento de los síntomas. Se trata de remedios herbales que tienen efectos tóxicos potenciales mínimos en dosis bajas. No obstante, se recomienda al lector que trabaje con un profesional experimentado para determinar un plan de tratamiento.

PRUEBAS ENERGÉTICAS Y MUSCULARES

En la ortopedia y la neurología convencionales, las pruebas musculares han sido una parte importante de cada exploración física para evaluar la salud del propio músculo o del nervio que lo suministra, lo que a menudo conduce a una exploración más profunda mediante técnicas de imagen. Sin embargo, cuando se aplican a enfermedades crónicas complejas, resultan poderosas y a veces indispensables a la hora de llevar a cabo un tratamiento para comprobar la salud del sistema nervioso autónomo, especialmente cuando se combinan con pruebas de laboratorio. Además, dada la falta de precisión de las pruebas de Lyme, las pruebas musculares se han ganado su lugar en la práctica clínica a la hora de tratar la enfermedad de Lyme.

A través de las pruebas musculares, puedes determinar qué órganos y sistemas orgánicos están estresados, qué infecciones tienes (utilizando viales de los patógenos), y qué suplementos y medicamentos son eficaces para ti. Podrías gastar una cantidad significativa de dinero en hacer pruebas funcionales de laboratorio, sin embargo, a veces guiar el tratamiento puede parecerse más a perseguir un blanco en movimiento. Las pruebas musculares, por otro lado, te permiten obtener información en tiempo real y que tu cuerpo te diga qué sustancias son útiles para ti y cuáles podrían ser hasta perjudiciales. Parece demasiado bueno para ser verdad, pero se necesitan varios años y mucha práctica para dominar las pruebas musculares. Los buenos profesionales tienen décadas de experiencia clínica y son difíciles de encontrar. Las pruebas musculares pueden ser extremadamente útiles e incluso indispensables a la hora de orientar el tratamiento, ya que van más allá de los límites de la recopilación de información médica estándar y proporcionan información inmediata en cualquier momento y lugar que se necesite. Algunas personas han llegado a aprender métodos de pruebas energéticas para aplicarlas a su propia recuperación, ya que cada vez hay más cursos disponibles en línea.

La electroacupuntura según Voll (EAV, por sus siglas en inglés), es una modalidad de prueba bioenergética y constituye una excelente alternativa a las pruebas musculares. Aunque no está exenta de defectos, la EAV tiende a ser más objetiva en el sentido de que no depende del talento o la experiencia del profesional. También se denomina prueba electrodérmica (EDT, por sus siglas en inglés), ya que cuando estás muy estresado, las glándulas sudoríparas se activan y la piel se humedece. Existen sistemas más recientes que utilizan EDT de empresas como Avatar y Zyto. Aunque la EDT minimiza el error del profesional, sigue sin ser perfecta y está sujeta a un margen de error con la cantidad de presión aplicada y el sudor del paciente.

Dado que el tratamiento no es unitalla, las pruebas musculares pueden ayudar a trazar un plan de tratamiento para cada individuo y sus microbios. Pueden recomendarse múltiples remedios para las coinfecciones, pero las diferentes cepas de estos microbios pueden responder sólo a un subconjunto de estos remedios. Además, una persona puede responder mejor a otro subconjunto de remedios, por lo que las pruebas musculares ayudan a que un protocolo sea más eficaz y específico. Asimismo, la potencia de las hierbas puede variar de un proveedor a otro, por lo que las pruebas musculares pueden consolidar y verificar las pautas de dosificación.

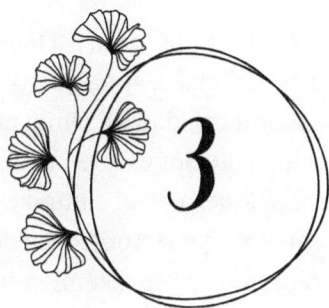

3

TRATAMIENTO

Como puedes ver en los dos capítulos anteriores, la enfermedad de Lyme es un tema política y científicamente complejo. Por desgracia, el tratamiento es difícil y no existe una solución unitalla. La competencia de los médicos también es variada y puede ir desde los partidarios de los antibióticos farmacéuticos que funcionan a largo plazo hasta enfoques más holísticos. Existen muchos protocolos diferentes, como los de Cowden, Klinghardt, Zang y Buhner, y las distintas combinaciones de antibióticos tienen efectos diferentes sobre las formas de la bacteria *Borrelia*, ya que algunos antibióticos obligan a la bacteria a adoptar una forma persistente, más difícil de tratar. Por esta razón, las directrices de tratamiento de la ILADS incluyen la terapia combinada con múltiples tipos de antibióticos para la enfermedad de Lyme crónica.

Incluso antes de empezar a exterminar el Lyme y las coinfecciones, puede que necesites tratar otros problemas mayores que perjudican la función inmunitaria —enumerados en el siguiente capítulo—, como los parásitos, el moho o la cándida. La medicina convencional busca «una pastilla por enfermedad». Sin embargo, la enfermedad de Lyme crónica implica muchas capas y muchas soluciones que pueden aplicarse. El Dr. Richard Horowitz, pionero en el campo del diagnóstico clínico y el tratamiento del Lyme crónico, ha desarrollado un marco llamado síndrome infeccioso sistémico múltiple (MSIDS, por sus siglas en inglés) para tratar al paciente de forma más holística y abordar lo que podría estar perjudicando al sistema inmunitario para que sea más capaz de manejar el Lyme.

¿POR QUÉ ES DIFÍCIL TRATAR EL LYME CRÓNICO?

El Lyme es una de las bacterias genéticamente más complicadas. Tiene 132 genes, mientras que, a título comparativo, su prima sífilis sólo tiene veinte. La bacteria de Lyme puede existir en múltiples formas. Dos de las formas bacterianas son activas y producen síntomas. La primera es la espiroqueta, un patógeno en forma de espiral con una célula externa. La espiroqueta crecerá y se desplazará por todo el cuerpo, y las personas experimentan esta sensación como síntomas migratorios, ya que el sistema inmunitario responde a su actividad. La segunda forma es la que carece de pared celular, que a veces se denomina forma L. La tercera forma se denomina forma quística, que está inactiva y no produce síntomas. Tiene una pared exterior densa que la hace impenetrable y resistente a los antibióticos. Más recientemente, ha aparecido una cuarta forma denominada biopelícula. Se trata de una estructura creada por diferentes especies de bacterias para controlar el crecimiento de la población, obtener nutrientes y proporcionar protección contra las agresiones. Las colonias de espiroquetas viven en constante cambio entre estas formas y cada una de ellas requiere un medicamento antimicrobiano diferente para su tratamiento.

Un protocolo de tratamiento eficaz suele tener en cuenta estas múltiples formas, y la capacidad de transformación de la bacteria de Lyme aborda cada coinfección individualmente. Se suele pensar que la biopelícula dificulta el tratamiento del Lyme, ya que la bacteria puede ser susceptible al antimicrobiano pero estar protegida por una biopelícula. A veces el proceso parece un juego de Whac-A-Mole, ya que las coinfecciones pueden activarse y reactivarse. Las infecciones más problemáticas y sintomáticas pueden cambiar, por no mencionar que los retrovirus y otros microbios y parásitos diversos pueden transmitirse por la misma picadura de garrapata. Se necesita un médico hábil y experimentado combinado con un paciente intuitivo para navegar por este baile y determinar qué infecciones son problemáticas y crear un plan de tratamiento eficaz. De hecho, no existe una única cura, ya que la enfermedad de Lyme puede considerarse un grupo de afecciones: desde retrovirus, infecciones por protozoos y bacterias, hasta incluso toxicidad por moho. Si algo te funciona, es porque elimina una capa que te está causando la mayoría de los síntomas. Por lo tanto, el mismo protocolo que hace que otra persona se ponga bien puede ser totalmente distinto del que necesita tu cuerpo.

OPCIONES DE TRATAMIENTO

«El viaje de mil millas comienza con un paso.»

—LAO TZU

Aproximadamente la mitad (52 por ciento) de los pacientes del registro de MyLymeData en tratamiento utilizan antibióticos, mientras que otros recurren a una combinación de tratamientos alternativos (38 por ciento). Casi la mitad de las personas afirman no tomar antibióticos y el 31 por ciento afirma utilizar exclusivamente tratamientos alternativos. En el caso de quienes optan por los antibióticos, el tratamiento suele consistir en antibióticos farmacéuticos específicos de larga duración. Esta práctica no es aceptada por los CDC, la Sociedad Americana de Enfermedades Infecciosas (IDSA, por sus siglas en inglés) y las compañías de seguros, pero es la forma en que muchos pacientes mejoran, así que se considera el tratamiento estándar según ILADS.

Además, un estudio no publicado de los CDC afirma que la duración media es de más de 300 días y cuesta más de 100,000 dólares. La toxicidad y los efectos secundarios de los antibióticos se sopesan frente a su beneficio para eliminar las bacterias. Tienes que colaborar directamente con los médicos y especialistas a lo largo del tratamiento para asegurarte de que los antibióticos no causan daños adicionales. Algunos médicos tratan la infección que causa más síntomas; otros lo hacen en un orden específico. Algunos médicos aplican pulsos intermitentes, lo que significa que los antibióticos se aplican durante varios días seguidos y luego se da un descanso; otros evitan los pulsos bajo la premisa de que *Bartonella* y *Babesia* se replican cada veinticuatro horas (mientras que Lyme cada cuatro semanas más o menos). Además, estos tiempos de replicación son mucho más lentos que los de otras infecciones bacterianas, lo que justifica planes de tratamiento a un plazo más largo.

Afortunadamente, los antibióticos farmacéuticos pueden combinarse con antibióticos a base de plantas y otras terapias alternativas. En este libro se enumeran con más detalle las opciones de tratamiento alternativas o complementarias que pueden añadirse a un protocolo de tratamiento. Además, en el momento de escribir este libro, un medicamento llamado Disulfiram (también conocido como Antabus) ha mostrado avances como alternativa a los antibióticos, aunque no sin efectos secundarios y desventajas significativas. La técnica de oligonucleótidos de apoyo (SOT, por sus siglas en inglés) es otra área emergente que utiliza fragmentos de ARN para impedir que se esparzan los segmentos de genes necesarios para que el Lyme o los virus sobrevivan y se repliquen. Asimismo, varios antibióticos recientemente identificados y reutilizados están siendo sometidos a pruebas para determinar su eficacia en el tratamiento del Lyme y las coinfecciones.

¿HIERBAS O ANTIBIÓTICOS FARMACÉUTICOS?

En un estudio reciente publicado en *Frontiers in Medicine*, investigadores de la Facultad de Salud Pública Bloomberg de la Universidad Johns Hopkins analizaron la capacidad de catorce extractos vegetales para eliminar la *Borrelia burgdorferi,* en comparación con los antibióticos contra la enfermedad de Lyme doxiciclina y cefuroxima utilizados actualmente. Los investigadores probaron la eficacia de estos extractos vegetales *in vitro* y descubrieron que el nogal negro, la uña de gato, el ajenjo dulce, la jara mediterránea, la escutelaria china y, sobre todo, la criptolepis sanguinolenta y el fallopia japónica superaban a ambos antibióticos.

Los enfoques de los médicos especializados en Lyme varían significativamente, en un espectro que va de lo holístico a lo alopático. Sin embargo, a la luz de estos descubrimientos, debido a un perfil menos tóxico y a la eficacia demostrada en estudios, muchos médicos optan ahora por tratar principalmente con protocolos herbales e incorporan fármacos únicamente cuando está justificado o al principio de un protocolo. Otros médicos han observado que el tratamiento de Lyme con antibióticos farmacéuticos crea biopelículas que permiten a los microbios entrar en un estado latente, no accesible por el sistema inmunológico, que no se ve típicamente usando hierbas. Muchos médicos han observado que esto crea una situación más difícil de tratar a largo plazo, así que por eso optan por antibióticos a base de hierbas.

La decisión de utilizar o no antibióticos farmacéuticos es personal y depende de tus circunstancias. Nadie más que tú, con la ayuda de tu médico, puede evaluar cuál es la mejor opción para tu situación particular. En la decisión también influye lo sintomático que seas y lo gravemente afectada que esté tu vida. Si los síntomas son graves, la incorporación de antibióticos farmacéuticos a tu protocolo de tratamiento puede ser la mejor opción, y más tarde puedes usar las hierbas.

Si utilizas hierbas, asegúrate de trabajar con un profesional experimentado que pueda ayudarte a comprender las interacciones y sinergias entre las distintas intervenciones y, aún mejor, que pueda probarlas activamente por ti. El hecho de que estas intervenciones sean «naturales» no significa que no merezcan el mismo nivel de rigor a la hora de revisar posibles contraindicaciones e interacciones. Para lectores intrépidos, el libro *Stockley's Herbal Medicines Interactions* es una buena referencia para comprobar estos detalles. Además, hay muchos libros como *Medical Herbalism*, de David Hoffman, si lo que buscas es profundizar en la herboristería.

PRECAUCIONES

Una de las afecciones graves que pueden producirse con el uso prolongado de antibióticos, y de hecho un argumento que se utiliza a menudo contra los protocolos a largo plazo, es el llamado *Clostridium difficile* o *C. difficile*, en el cual se produce un crecimiento excesivo de bacterias que empiezan a producir toxinas. Los síntomas de *C. difficile* son heces acuosas o diarrea, además de otros síntomas gastrointestinales como molestias por dolor, hinchazón, calambres, etc. Si crees que tienes *C. difficile*, busca la ayuda de un profesional médico inmediatamente, ya que se trata de una enfermedad grave que debe tratarse con prontitud. Por lo general, el tratamiento consiste en suspender los antibióticos actuales y posiblemente iniciar un protocolo específico para tratar el sobrecrecimiento bacteriano. El *C. difficile* no es frecuente y puedes reducir las probabilidades si sigues un protocolo intestinal estricto, que incluya tomar un probiótico de alta potencia dos horas antes de cada antibiótico. Además, tomar la cepa probiótica *Saccharomyces boulardii* puede ayudar a reducir las probabilidades de desarrollar y aliviar un caso de *C. difficile*. El riesgo de *C. diff* es mayor con los antibióticos farmacéuticos que con los antibióticos a base de plantas. Así que en los casos en que la infección no es aguda (donde no hubo una picadura de garrapata definitiva recientemente), cada vez más profesionales optan por usar antibióticos a base de hierbas debido al incrementado riesgo de estos efectos secundarios.

Otra consecuencia grave del uso prolongado de antibióticos es el crecimiento excesivo de levaduras en el intestino. Esta afección es menos mortal que el *C. difficile*, pero resulta en una recuperación problemática, ya que deteriora la función inmunitaria y es omnipresente y difícil de eliminar. También hay pruebas muy limitadas para la candidiasis; sin embargo, si uno toma múltiples antibióticos durante varios meses, es una suposición segura que la candidiasis se desarrollará incluso si se toman los probióticos más fuertes durante el tratamiento para proteger el equilibrio intestinal. Muchos síntomas de la candidiasis imitan a los del Lyme y pueden hacer que la recuperación general sea más lenta. Los médicos sabios recomendarán una estrategia contra la candidiasis, como lo es acompañar a los antibióticos con antifúngicos. Usar antibióticos a largo plazo también daña la mitocondria, que produce energía. Las células dejan de repararse como deberían, y las células dejan de funcionar cuando las mitocondrias no trabajan óptimamente. A veces, con la orientación de un médico, se indica dejar los antibióticos y los suplementos para darle a tu cuerpo (y a tu hígado) un descanso. Las distintas combinaciones pueden tener efectos acumulativos y sinérgicos. «Más» no significa necesariamente «mejor».

Además, a muchas personas con Lyme se les acaba diagnosticando una enfermedad autoinmune y se les recetan inmunosupresores. Sin embargo, los inmunosupresores se dirigen a los síntomas y no a la causa raíz, y suprimen el sistema inmunológico, lo que vuelve a los pacientes propensos a desarrollar más enfermedades en el futuro.

¿CÓMO SABER QUE EL TRATAMIENTO ESTÁ FUNCIONANDO?

Desafortunadamente, debido a los problemas previamente discutidos con las pruebas de Lyme, no hay una prueba definitiva para indicar claramente si has terminado con el tratamiento. La mayoría de los médicos de Lyme alargarán el tratamiento varios meses una vez que el paciente esté asintomático. Si un tratamiento está funcionando, debería haber una mejoría visible de los síntomas en dos o tres meses. También puedes utilizar como criterio las mejoras en los marcadores CD57 y C4A. A diferencia de otras infecciones, con Lyme y coinfecciones, la progresión no se mide necesariamente viendo cambios en una disminución de anticuerpos IgM y un aumento de IgG (con la excepción de *Babesia* específicamente). Como se mencionó anteriormente, también hay tinturas de hierbas que se pueden utilizar para comprobar las infecciones activas. Después de probar la tintura, si se induce un aumento de los síntomas, es probable que la infección siga siendo problemática e indica la necesidad de un tratamiento adicional. Las pruebas musculares también pueden ser útiles para determinar si las infecciones siguen creando tensión en el cuerpo.

BROTES

Los brotes (temida reacción Herx) pueden producirse a partir de la extinción, cuando las citocinas se producen en exceso. Esta reacción, o «crisis de recuperación», puede ocurrir al eliminar los microbios generados por cualquier tipo de terapia, desde antibióticos hasta microcorriente de frecuencia específica (FSM, por sus siglas en inglés). Durante estos períodos, los síntomas existentes aumentan y pueden aparecer otros nuevos. Para minimizar esta experiencia incómoda y a veces debilitante, hay muchas recomendaciones que se pueden seguir.

Por ejemplo, durante los brotes, también puedes alcalinizar tu cuerpo en la medida de lo posible. Hay muchas formas de alcalinizar el cuerpo, desde ejercicios de respiración hasta beber agua con limón, bicarbonato sódico o Alka-Seltzer Gold. Mucha gente utiliza Alka-Seltzer Gold, un medicamento de venta libre que se suele utilizar para aliviar la indigestión ácida, el ardor de estómago y la acidez estomacal; sin embargo, es aconsejable tomar Alka-Seltzer Gold unas horas antes o después de tomar antibióticos, ya que pueden afectar a su eficacia. Tampoco hay que sobrealcalinizar el cuerpo tomando más de varios comprimidos de Alka-Seltzer Gold, ya que los problemas empiezan a aparecer cuando el cuerpo se alcaliniza demasiado. Hay que tomarlos con moderación y sólo cuando sea necesario. Además, no debe tomarse dos horas antes de la siguiente comida, ya que puede afectar al ácido estomacal necesario para digerir los alimentos. El uso de glutatión, el principal antioxidante del organismo, junto con su precursor N-acetilcisteína (NAC), ayudará a aliviar los síntomas y a desintoxicar el hígado. El glutatión liposomal, que está envuelto en grasa para una mejor absorción, puede ser útil en comparación con otros productos que se descomponen en el intestino. También, la hierba Burbur hecha por Nutramedix drena rápidamente de toxinas tus riñones, hígado y sistema linfático. Cuando tengas una reacción herpética, pon de ocho a diez gotas de Burbur en media taza de agua y bébela cada quince minutos. En una o dos horas, los brotes se reducirán considerablemente. Si también quieres desintoxicar tu sistema nervioso o cuando estés experimentando síntomas predominantemente del sistema nervioso, entonces el Burbur combinado con otra hierba, la Pinella, puede ser muy efectivo.

Muchas personas reconocen las reacciones herpéticas por una sensación pulsátil en todo el cuerpo. Estas reacciones pueden producirse entre veinticuatro y cuarenta y ocho horas después del antibiótico, y pueden durar semanas. A veces también pueden aparecer varias semanas después de iniciar el tratamiento, y es cuando se disipa. A veces las reacciones herpéticas pueden confundirse con reacciones de desintoxicación y efectos secundarios de la medicación. Sintoniza con tu cuerpo, colabora estrechamente con un médico experto y aprende a distinguir entre estos dos casos. Es posible que necesites hacer una pausa en tu tratamiento para permitir que la capacidad de desintoxicación de tu cuerpo se ponga al día. Antes de hacerlo o de hacer cualquier cambio en el tratamiento, consulta primero a tu médico. Un buen médico de cabecera debe tener una línea de emergencia disponible para situaciones graves, y debe ser capaz de guiarte a través de dificultades que se presenten durante el tratamiento. Las reacciones a partir de la extinción significan, por un lado, que el tratamiento está funcionando. Pero, por otro lado, pueden ser peligrosas, y han llevado a muchas personas a urgencias.

Durante el tratamiento, es posible que muestres reacciones a determinados ambientes y experimentes síntomas similares a los de una alergia que nunca habías tenido. Podrían ser provocadas por las luces fluorescentes, los CEM u otros factores ambientales, como los productos químicos y el moho. Esta sensibilidad desaparecerá con un tratamiento eficaz. Sin embargo, mientras tanto, puedes ser consciente de que estas sensaciones están presentes y estar en sintonía con tu cuerpo. Además, con los cambios de altitud, muchas personas experimentan un aumento de los síntomas. A mayor altitud, con menor presión y menos oxígeno, los microbios son más activos y pueden reproducirse más fácilmente. Ante la opción de vivir a nivel del mar o a mayor altitud, muchas personas, una vez que se dan cuenta de esta diferencia, optan por vivir a menor altitud, al menos mientras dure el tratamiento. Aguanta, e intenta evitar los entornos que te hagan sentir mal o incómodo y recuerda que esa hipersensibilidad pasará con el tratamiento.

En la sección de desintoxicación de este libro, se enumeran muchas prácticas para ayudar durante los brotes, tales como saunas, pediluvios, compresas de aceite de ricino y enemas de café. Además, el descanso y la recuperación son primordiales. Sé delicado contigo mismo. También es posible que tengas que posponer otros compromisos de tu vida mientras superas las fases más intensas del tratamiento.

RUTINA

Durante un brote o una crisis de recuperación, no se puede subestimar la importancia de tener una rutina. La rutina o la práctica pueden ser la brújula que te guíe en los momentos difíciles y te permitan mantener el equilibrio. No puedes cambiar las circunstancias externas, si (por ejemplo) se produce una pandemia mundial o un incendio forestal, pero controlas al cien por cien tu rutina diaria. Tus hábitos de actividad física, la hora a la que comes y duermes, si tienes una rutina matutina o practicas sesiones de agradecimiento; todas tus actividades y la prioridad que les asignas dependen enteramente de ti. Además, a veces necesitas salir de tu mente y entrar en tu cuerpo; una rutina puede ayudarte a mantenerte en piloto automático.

Aunque la siguiente rutina es específica para alguien que está en tratamiento de Lyme y desintoxicándose activamente, después de mucho repetirla, se vuelve automática y puede servirte para el resto de tu vida. No seas duro contigo mismo si no marcas todas las casillas todo el tiempo. Algunos días, cuando estés más sintomático, simplemente haz lo que seas capaz de hacer. He aquí un ejemplo de una rutina que podría ser útil durante el tratamiento:

- Un vaso de agua con limón al despertar. Hacer gárgaras con agua salada tibia para reequilibrar el pH de la saliva.
- Rutina de salud bucodental. Si tienes práctica, enjuágate la boca con aceite de coco o de sésamo durante veinte minutos. Si estás tratando de remineralizar tus dientes, mantén minerales Quinton en la boca durante un minuto y luego traga.
- Toma el sol y sal a la luz del día para restablecer el ritmo circadiano a primera hora de la mañana.
- Plántate con los pies descalzos sobre la hierba y entra en contacto con la tierra. También puedes aprovechar esta oportunidad para mover el cuerpo, ya sea mediante los cinco ritos tibetanos, estiramientos, ejercicios de fuerza o yoga. Puntos extra si te ensucias la piel con barro, para tener un bioma saludable.
- Si hace sol fuera, sal con la menor cantidad de ropa posible para que tu cuerpo sintetice la vitamina D del sol. Por mucha vitamina D que tomes en forma de suplemento, sigues necesitando el sol para que tu cuerpo la active y la ponga a tu disposición.
- Baño de hielo a 5°C-10°C, durante dos a cuatro minutos, o una ducha fría para activar el nervio vago y disminuir la inflamación sistémica.
- Hasta ese momento, lo ideal es que no hayas consultado el correo electrónico ni utilizado el teléfono para interactuar o recibir mensajes, ya que el sistema nervioso está más sensible por la mañana.
- Adopta una metodología para desintoxicación, ya sea pediluvio iónico, sauna, enema de café, paquete de aceite de ricino, y demás.
- Haz pausas en el trabajo a lo largo del día para mantener la circulación y mover la linfa.

- Intenta hacer algo que ayude a tu hígado todos los días, ya sea tomar cierta combinación de hierbas, cierto proceso de desintoxicación; incluso una simple compresa de aceite de ricino o un alimento que ayude al hígado.
- Haz algún tipo de ejercicio o movimiento, siendo consciente de lo que te pide el cuerpo ese día. Si tienes un accesorio de salud portátil (como un anillo Oura), podría servir de guía. No sientas que tienes que forzarte. Tal vez hagas el 5 por ciento de lo que solías hacer antes de la enfermedad de Lyme y eso está bien por ahora. El ejercicio tiene muchos beneficios, desde la circulación hasta un mejor sueño, así que haz algo, sea lo que sea, y no dejes de mover tu cuerpo a diario.
- Algo que active el sistema nervioso parasimpático. Por ejemplo, una meditación que te haga concentrarte en tu respiración. También puedes incorporar la oración, la gratitud, el perdón, la visualización o cualquier cosa que resuene o sientas bien en tu situación actual.
- Deja de utilizar aparatos digitales a las 19:00 y comienza una rutina de relajación, como leer, escribir o hacer yoga. Esto puede incluir baños de sales de Epsom, que ayudan a desintoxicarse. Evita la luz azul o, si tienes que mirar pantallas, ponte gafas que bloqueen la luz azul.

A medida que avanzas por la vida, viajas y te relacionas con otras personas, las cosas se te pegan y te afectan de formas inesperadas. Tener una rutina diaria te mantiene conectado a tierra y centrado entre todas estas fuerzas que pueden afectarte incluso sin que lo sepas. Sé proactivo y planifica tu día en función de tu bienestar. Tus hábitos y tu rutina podrían afectar más directamente a tu recuperación que cualquier pastilla o suplemento que tomes.

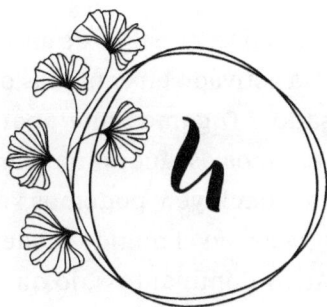

FACTORES CURATIVOS

El estrés, el sueño, la dieta, el entorno y la mentalidad son los pilares de tu bienestar y recuperación. Independientemente del método de tratamiento que elijas, ya es un hecho que tomarás cientos de decisiones diarias sobre estos factores que pueden tener un impacto tan directo en tu recuperación. Así que lo que sigue es un resumen de alto nivel, lleno de consejos útiles y prácticas preferibles sobre cada tema en lo que se refiere a los desafíos específicos de Lyme.

ESTRÉS

«Sobre toda cosa guardada, guarda tu corazón; porque de él mana la vida.»
—REY SALOMÓN, PROVERBIOS 4:23

Nuestros antepasados de hace 200,000 años no eran biológicamente tan diferentes a nosotros en cuanto a nuestra capacidad para afrontar el estrés. Hace miles de años, el sistema nervioso simpático, el estado de alerta entre luchar o huir, sólo se habría activado en contadas ocasiones para nuestros antepasados. Digamos que aparece un tigre; huimos de él, y logramos escapar o morimos. El acontecimiento estresante concluye y podemos volver a la vida cotidiana. Por desgracia, en el mundo moderno de hoy en día, somos «simpático-dominantes», lo que significa que sucede el escenario contrario, en el que podríamos estar en este estado simpático el 90 por ciento del tiempo. En un mundo que está «siempre activo», a veces lo olvidamos. En comparación con cualquier otro momento de la historia de la humanidad, los seres humanos nunca han estado sometidos a tanto estrés de bajo grado que sea crónico y prolongado.

Existen múltiples estudios hechos por facultades de medicina e instituciones, desde Harvard hasta la Clínica Mayo, que relacionan el estrés con enfermedad. Los CDC también estiman que al menos el 80 por ciento de todos los dólares destinados al sector de salud se gastan en enfermedades relacionadas con el estrés. Un muy respetado y renombrado biólogo celular, el Dr. Bruce Lipton de la Universidad de Stanford, encontró que esta cifra es baja. Su investigación indica que más del 95 por ciento de todas las enfermedades se producen porque el estrés afecta al sistema nervioso. Según el Dr. Lipton, el estrés que produce síntomas físicos es causado por creencias profundamente arraigadas sobre nosotros mismos y nuestras circunstancias. Estas creencias hacen que interpretemos nuestras circunstancias como una amenaza, cuando en realidad no lo son. Esta interpretación errónea está grabada en nuestro subconsciente y provoca una activación crónica del reflejo de luchar o huir.

El estrés puede afectar a nuestro cuerpo de innumerables maneras y afecta a nuestra capacidad para recuperarnos. Mientras estés sometido a un estrés constante, tu cuerpo responderá de la manera que está programado; despriorizará la función digestiva y reproductiva, ajustará los niveles de cortisol y desviará el flujo sanguíneo principalmente a los músculos. El estrés crónico merma la función inmunitaria y, con el tiempo, el estrés prolongado puede desregular la expresión saludable de los genes. El estrés también deteriora la efectividad de las células asesinas naturales, necesarias para combatir el Lyme. También aumenta una condición llamada activación de mastocitos en la que las personas pueden experimentar un aumento de las reacciones alérgicas o reactividad excesiva a ciertos ambientes o alimentos. Además, el estrés disminuye la integridad del microbioma intestinal.

En resumen, el estrés modula tanto el sistema inmunitario que muchas personas con Lyme han declarado tener brotes o incluso recaídas cuando experimentan acontecimientos estresantes. De hecho, muchos pacientes de Lyme son capaces de luchar contra la infección aún sin darse cuenta de que tienen Lyme, hasta que se produce un suceso estresante en su vida. Lidiar con una enfermedad crónica como la de Lyme, en la que aparecen nuevos síntomas constantemente, ya es bastante estresante, por no hablar de los ataques de pánico o ansiedad que suelen acompañar a los brotes de *Bartonella* y *Babesia*. Quienes nunca se han enfrentado a un ataque de pánico pueden ser tomados por sorpresa cuando la experiencia se presenta como un síntoma recurrente. Por desgracia, la ansiedad, si no se trata, puede ser un obstáculo para la curación, así como mantener a una persona en un estado o mentalidad de enfermedad.

El estrés puede medirse, objetivamente, por la variabilidad de la frecuencia cardíaca (aún en reposo), y subjetivamente por la tensión y el dolor en distintas zonas del cuerpo. Además, en un mapa cerebral o EEG, se puede medir la actividad de las ondas cerebrales para determinar si se está en un estado de ánimo tranquilo o ansioso. Si tienes un temperamento muy trabajador y obsesivo, el concepto de que relajarse es en realidad más productivo para tu recuperación podría sonarte ilógico. Sin embargo, al estar en un estado parasimpático más a menudo, le estás dando a tu cuerpo más oportunidades para recuperarse y desintoxicarse. Cuando sufrimos estrés crónico, se activa el estado simpático de luchar o huir. El parasimpático, por otro lado, se consigue a través del sueño, la meditación, savasana y otras actividades que activan el sistema nervioso parasimpático.

Así que, para este período de tu vida, debes ser consciente de tus fuentes de estrés, ya sean físicas, mentales o emocionales, y tener un plan en marcha para tener control sobre ellas y llevar a tu cuerpo a un estado parasimpático propicio para la recuperación. Por ejemplo, realizar un entrenamiento de intervalos de alta intensidad (HIIT, por sus siglas en inglés) cuando el cuerpo está sometido a estrés físico o ayunar cuando las glándulas suprarrenales no funcionan correctamente puede no ser la mejor opción. Debes escuchar a tu cuerpo y estar atento durante el tratamiento y tu recuperación. Hay una serie de opciones a base de hierbas y botánicos que son útiles, como la pasiflora, melisa, manzanilla, magnesio, kava, CBD, y vitaminas con complejo B, que pueden ser un gran apoyo para las glándulas suprarrenales; especialmente B6 para tu sistema nervioso.

Aprende lo que funciona para ti y ten una estrategia para entrar en un estado parasimpático que calme tu sistema nervioso. Si te preguntas por dónde empezar, aquí tienes algunas prácticas y herramientas específicas para reducir el estrés:

- **Técnica de liberación emocional (EFT, por sus siglas en inglés).** Esta técnica consiste en dar leves golpeteos en los meridianos de acupresión del cuerpo para liberar bloqueos. El proceso comienza con una declaración inicial de cuál es el problema, sentimiento o emoción e incluye una aceptación y reconocimiento completos del problema cuando se realiza el golpeteo.
- **Nucalm.** Esta aplicación utiliza un software propio para generar ritmos binaurales, diseñados para ayudarte a pasar de un estado de estrés (rango beta alto de 33-38 Hz) al estado cerebral curativo theta, que es un estado más reparador que el sueño.
- **HeartMath.** Esta técnica enseña a modificar el patrón del ritmo cardíaco principalmente a través de la respiración profunda. Tomar conciencia de la respiración y el ritmo cardiaco impulsa a un estado más relajado, que reduce el estrés y sus efectos secundarios.
- **BrainTap.** Un conjunto de meditaciones guiadas para relajarse y activar los estados de ondas cerebrales alfa/theta. El servicio incluye unos auriculares que sincronizan luz y sonido y crean un efecto de inmersión.
- **Apollo Neuro.** Un accesorio portátil que utiliza la vibración para calmar el sistema nervioso.
- **Meditación y relajación de respuesta.** Un ejercicio que rompe el tren del pensamiento cotidiano desarrollado por el doctor Herbert Benson. El ejercicio consiste en repetir la misma palabra u oración al exhalar durante diez o quince minutos. Si surgen pensamientos, basta con decir «Ah, bueno» y continuar el ejercicio. Para obtener el máximo beneficio, se recomienda realizarlo a diario.

La lista anterior pretende servir de inspiración si aún no tienes una práctica. Muchas de estas herramientas incorporan una forma de meditación, que se explica en la siguiente sección.

MEDITACIÓN

Los beneficios de la meditación son muchos, y las pruebas de esto son sólidas y cada vez más numerosas. Se ha demostrado, estudio tras estudio, que la meditación reduce el estrés y aumenta el bienestar general. La meditación ayuda a calmar el sistema nervioso y permite que el cuerpo entre en un estado de descanso y relajación para que pueda repararse a sí mismo. El descanso que el cuerpo experimenta en la meditación profunda es comparable al que se experimenta cuando se está dormido, como explica el cardiólogo de Harvard Herb Benson en *Relaxation Response (Respuesta de relajación)*.

Se ha descubierto que la inmunoglobulina A aumenta con la meditación, lo que ayuda a defenderse contra las infecciones y los virus. La meditación también aumenta la telomerasa, una enzima que ayuda a reconstruir los telómeros, y libera ácido gamma-aminobutírico (lo encuentras como GABA), una sustancia química relacionada con la sensación de tranquilidad y calma, así como serotonina. La meditación también pone en marcha la neuroplasticidad, que es la capacidad que permite a nuestro cerebro remodelarse.

La meditación transforma las ondas cerebrales en un estado alfa, que es un nivel de conciencia relajado y pacífico. Según amplios estudios realizados por el neurocientífico Dr. Jon Kabat-Zinn en la facultad de medicina de la Universidad de Massachusetts, cuando se medita, la energía se desplaza del córtex frontal derecho, más activo en situaciones de estrés, al córtex frontal izquierdo, asociado a la calma y a una menor ansiedad. La meditación también reduce la actividad de la amígdala, asociada al miedo.

Algunas personas han utilizado una forma de visualización de la meditación para visualizar su cuerpo en un estado saludable utilizando esta técnica para que «el cuerpo se sincronice con la mente». Para los que nos cuesta cuantificar el impacto y el progreso, la tecnología puede darnos información y realizar un seguimiento de las ondas cerebrales para determinar si estamos en un estado de calma. Los auriculares Muse son un dispositivo EEG portátil de uso doméstico que proporciona retroalimentación neuronal en tiempo real sobre cómo se está meditando. Hay otras aplicaciones de meditación, como un temporizador de insight que se utiliza mucho y tiene una importante base de contenidos.

En conclusión, la mejor técnica de meditación es aquella a la que te adaptes y practiques de forma recurrente. Sin embargo, aprender con la ayuda de un maestro o apoyarte en un practicante experimentado te ayudará mucho, tanto a la hora de orientarte como de responsabilizarte.

MOVIMIENTO Y CONDICIÓN FÍSICA

«La enfermedad ama la inactividad».

—DESCONOCIDO

Si tenemos una circulación que funciona bien y evacuaciones a diario, desechamos las infecciones y toxinas mucho más rápido. El movimiento es especialmente importante en lo que se refiere al sistema linfático, ya que si uno no se mueve tampoco lo hace la linfa; el fluido incoloro y acuoso que contiene los glóbulos blancos que atacan a las bacterias de Lyme en la sangre. El sistema linfático no tiene una bomba como el sistema circulatorio y depende de las contracciones musculares para bombear la linfa, que envía a los «soldados» inmunitarios por todo tu cuerpo. Si no te mueves, la linfa se estanca junto con las defensas naturales de tu cuerpo y acumula residuos. Esta debería ser la principal conclusión de esta sección y, de hecho, una de tus principales motivaciones para mantenerte activo. Puede que el movimiento no sea comparable a una terapia o suplemento caro, pero su impacto es profundo. En cuanto a su impacto en el sistema inmunitario, una hora diaria de ejercicio moderado durante cinco días a la semana mejora la función inmunitaria. Sin embargo, se ha demostrado que el ejercicio intenso o extenuante durante dos o más horas disminuye la función inmunitaria.

A veces, cuando estamos cansados y doloridos, lo único que queremos es quedarnos en la cama. Sin embargo, el ejercicio ayudará a disminuir inflamación, facilitar la desintoxicación, promover el sueño, y también traerá un montón de otros efectos curativos positivos, como el aumento de secreción de endorfinas. Ayuda a expulsar las bacterias de Lyme de los tejidos, donde el sistema inmunitario las encuentra más fácilmente. Limpia el sistema linfático, el cual elimina los residuos, oxigena los tejidos, y ayuda a los riñones y al intestino. Es imperativo que la linfa circule a diario. Un buen punto de partida es caminar de quince a veinte minutos, como mínimo. La enfermedad de Lyme puede afectar a las fibras de colágeno, lo que puede alterar la curación del tejido conjuntivo: músculos, fascia y ligamentos. Así que el ejercicio, incluso el movimiento más suave, lubrica e hidrata los tejidos, aportando más nutrientes para eliminar toxinas.

Una parte importante del ejercicio es no esforzarse en exceso, ya que tardarás más en recuperarte, hasta podría retardar el tratamiento. Sin embargo, no hacer ejercicio no es la opción ideal. Incluso la más mínima actividad, como caminar o hacer estiramientos, será de gran ayuda. Puede que te sientas mal después de hacer ejercicio, o al día siguiente, pero no es nada raro; significa que tu cuerpo está trabajando. En contra de lo que dicen algunos especialistas en Lyme, puedes hacer cardio, pero ten en cuenta tus niveles de estrés y tus glándulas suprarrenales. El ejercicio aeróbico requiere grandes cantidades de oxígeno que matan de hambre a las células de la levadura y matan el crecimiento de la candidiasis. También fomenta la neuro plasticidad o neurogénesis, es decir, nuevas células que forman neuronas.

En Japón, caminar al aire libre se ha convertido en un tratamiento llamado *shinrin yoku* o «baños de bosque». Se ha demostrado científicamente que el mero hecho de estar, sin hacer nada, en la naturaleza reduce el ritmo cardíaco, aumenta nuestra inmunidad, incrementa los niveles de satisfacción, conexión y creatividad, y aumenta nuestra capacidad de asombro, tal y como describe Julia Plevin en *The Healing Magic of Forest Bathing (La magia curativa de los baños de bosque)*. Estar al aire libre en el bosque o junto al océano, ahora llamadas «actividades de espacio verde o azul», añade múltiples beneficios para la salud; al exponerte a microbios que yacen en la naturaleza, estos diversifican tu microbioma, junto con iones negativos que disminuyen la inflamación. Cuando estamos inactivos debido a múltiples síntomas, como fatiga, dolor y debilidad, podemos envejecer prematuramente, lo cual conlleva una reducción de nuestro rendimiento y flexibilidad y, por tanto, una menor calidad de vida. Muchas personas descubren que su recuperación va de la mano de su condición física y a menudo acelera su forma física y su recuperación.

Por todo lo anterior, es fundamental que te muevas a diario y que tengas alguna rutina para seguir activo y haciendo ejercicio, por mínimo que te parezca.

DORMIR

«Dormir es la mejor meditación».

—DALAI LAMA

El insomnio y los trastornos del sueño son unos de los síntomas más comunes que experimentan las personas con Lyme. La falta de sueño nos hace ser más gruñones, agrava el dolor, empeora la fatiga, aumenta la inflamación y suprime aún más nuestro sistema inmunológico. El Lyme genera una sobreproducción de citocinas en los centros del sueño del cerebro; lo que crea un círculo vicioso, ya que dormir es necesario para disminuir las citocinas. Pasamos un tercio de nuestra vida dormidos, y se han escrito muchos libros sobre el tema, como *Por qué dormimos*, que resume décadas de investigación sobre el sueño.

Una de las dificultades al corregir los problemas para dormir es que puede haber muchas razones por las que a tu cuerpo se le dificulte conciliar un sueño reparador. También es posible que atraviese distintas fases en las que cambie la causa principal de tus problemas de sueño. Hay muchos factores que influyen, como las infecciones, las toxinas, el estrés, los desequilibrios hormonales, el desequilibrio del ritmo circadiano, higiene del sueño y las condiciones ambientales, como el moho o los CEM (campos electromagnéticos).

Los trastornos del sueño pueden deberse a desequilibrios hormonales; por ejemplo, puedes tener problemas de sueño en diferentes momentos del ciclo menstrual o tus problemas pueden deberse más a la inflamación. Con la fatiga suprarrenal, los niveles de cortisol pueden subir temprano por la mañana y despertarte constantemente, o ser anormalmente altos y causarte problemas para conciliar el sueño. Otro problema común es la inflamación o calmar los mastocitos, por lo que algunas personas pueden tener éxito si se ocupan de la inflamación antes de acostarse. Puede que te despiertes y necesites comer, lo que podría indicar un problema de regulación del azúcar en la sangre. O podría ser la ansiedad persistente provocada por la *Bartonella* o los ataques de pánico de la *Babesia* que interrumpen el sueño. Tal vez fue el gluten que se te coló en la cena, o una dosis de belladona que causó más encefalitis de la que tu cuerpo podía manejar. La gente se familiariza con la conexión intestino-cerebro, ya que las alteraciones del microbioma intestinal pueden perturbar el sueño. O puede que sea luna llena y el aumento en la actividad de los parásitos no te deje dormir. Además, si te encuentras constantemente despierto a una hora determinada durante la noche, según la medicina china, las diferentes horas corresponden a diferentes sistemas de órganos; esto podría significar que un órgano está estresado y necesita más apoyo.

Tal vez tus trastornos del sueño se deban a una combinación de factores. Sea cual sea la causa, los enfermos de Lyme tienen dificultades para dormir, pero un sueño adecuado es indispensable para la recuperación. Deberías dormir entre siete y nueve horas cada noche. Nunca se insistirá lo suficiente en este punto. Las personas con Lyme deben hacer lo necesario para priorizar el sueño y no deben sacrificarlo por nada. Además, si tomar un antimicrobiano o suplemento afecta al sueño, suspéndelo hasta que te estabilices y duermas regularmente.

Dormir refuerza el sistema inmunitario, permite controlar mejor el dolor y te da más energía. Si no se duerme lo suficiente, debe recurrirse a medicamentos recetados o a base de hierbas. La importancia de dormir bien para la recuperación de Lyme, a corto y medio plazo, es probablemente mayor que los inconvenientes o efectos secundarios causados por la medicación para dormir.

Hay muchos buenos recursos para mantener la higiene del sueño; sin embargo, aquí recopilo las mejores prácticas y consejos que se relacionan específicamente con los desafíos de Lyme:

- Evita la luz azul de tabletas, teléfonos u otras pantallas por la noche, ya que esta luz puede ser estimulante.
- Si tienes que mirar una pantalla con luz azul tres o cuatro horas antes de dormir, utiliza gafas que bloqueen la luz azul y un programa llamado flux para tu ordenador, que cambia la iluminación de la pantalla en función de la hora del día.
- Evita la cafeína, que deja residuos en el cuerpo que también nos mantiene despiertos, y el alcohol, que disminuye el sueño profundo, ya que nuestro cuerpo puede tener dificultades para metabolizarlo.
- Reduce al mínimo o elimina el uso del móvil y de Internet antes de acostarte, ya que estimulan tu cerebro.

- Mantén tu habitación a oscuras o utiliza gafas de sol.
- Desenchufa el router inalámbrico para reducir la exposición a los CEM. Una medida adicional más extrema sería bajar las pastillas de tu casa.
- Durante el día, toma duchas frías o baños de inmersión (en sesiones de dos minutos cada vez), esto ayudará a disminuir la inflamación.
- Restablece tus ritmos circadianos saliendo al aire libre en cuanto te despiertes a primera hora de la mañana; esto le indica a tu cuerpo que ya es de día. Sal al exterior sin lentes y no mires a través de cristales para que no se filtre la luz azul y luego mira hacia el sol. Aunque el día esté nublado o lluvioso, la exposición directa a la luz del día incide en los ojos y envía una señal al cuerpo que ayuda a regular el ritmo circadiano. Exponerse a la luz al despertarse libera un nivel saludable de cortisol, que funge como señal para despertarse, y también pone en marcha un temporizador interno para la liberación de melatonina por la noche.
- La respiración cuadrada o la respiración prolongada pueden ser útiles para entrar en un estado parasimpático.
- Las apps de meditación, como Insight Timer, Calm o Headspace tienen meditaciones guiadas específicas para dormir que pueden ser útiles.
- A veces, los síntomas como el malestar o el dolor provocados por la muerte de microorganismos dañinos pueden hacer que te desveles. En este caso, alcalinizar tu cuerpo (usando Alka-Seltzer Gold o bicarbonato de sodio) o aglutinantes puede ser útil.
- Duerme antes de las 22:30 todas las noches. La medicina tradicional china afirma que cada hora de sueño antes de medianoche vale por dos horas de sueño después de medianoche.

- Si duermes con tu pareja, la realidad podría ser que tu sueño es óptimo cuando ambos están en camas separadas y, al menos durante un periodo de tiempo en lo que te recuperas, puede que necesites dormir solo. Esta conversación puede ser difícil de tener al principio, pero si descansas bien, sentarás las bases para una mejor salud en la relación.

Estas son medidas básicas que cualquiera puede tomar. Sin embargo, se pueden tomar medidas adicionales, como convertir tu habitación en un santuario del sueño y un espacio que proteja de los CEM y el moho, como se describe en otras secciones. Además, un gran monitor para dormir y recuperarte es el anillo Oura, que te ayuda a realizar un seguimiento de la calidad del sueño, así como de tu disposición general o capacidad de recuperación (se recomienda mantener cualquier accesorio con monitor en modo avión para minimizar la exposición a los CEM). La calidad del sueño depende de un estado llamado sueño profundo, que es la parte reparadora y también ayuda a la función inmunitaria, y del estado REM, que complementa al sueño profundo.

A continuación se enumeran los suplementos más comunes que pueden ayudar y que idealmente se toman una hora antes de irse a dormir.

- **Curcumina o quercetina.** Aunque técnicamente no son una ayuda para dormir, estos suplementos ayudan a reducir las citocinas inflamatorias —pequeñas proteínas liberadas por el sistema inmunitario como resultado de la batalla contra las infecciones— y también mitigar los mastocitos. Se sabe que las citocinas disminuyen la producción de hormonas generadoras de sueño en el cerebro. Tomando curcumina a lo largo del día, disminuyes las citocinas inflamatorias y bajas la inflamación en tu cuerpo, preparando tu cuerpo para la noche.

- **Fosfatidilserina.** Un fosfolípido o una sustancia grasa que actúa como mensajero y protector de las células cerebrales. Si tienes el cortisol elevado por la noche, este suplemento puede ser útil para ti. La fosfatidilserina trabaja para disminuir el exceso de producción de una hormona particular en la glándula pituitaria llamada ACTH, lo que resulta en una reducción general de los niveles de cortisol en tu cuerpo. Cuando se utiliza por la noche, este suplemento ayuda a disminuir el estrés e induce a la relajación. Las recomendaciones de dosificación dependen de los niveles de cortisol antes de acostarte; sin embargo, un buen comienzo normalmente es de 100 mg a 300 mg por noche.

- **L-teanina.** Este suplemento es un aminoácido que proviene del té verde y ayuda en la formación de ácido gamma-aminobutírico (GABA), un neurotransmisor calmante, inhibidor, con el que muchas personas con Lyme son deficientes. La L-teanina atraviesa la barrera hematoencefálica, lo que significa que tiene un efecto directo sobre el sistema nervioso central; el GABA es un neurotransmisor necesario para el sueño. Se recomienda limitar la L-teanina a 800 mg al día.

- **5-HTP.** El cuerpo utiliza este suplemento para reforzar la producción de serotonina en el cerebro, un neurotransmisor que favorece la relajación y mejora la calidad del sueño. Debo advertirte, no utilices 5-HTP si estás utilizando otros tratamientos que aumentan la serotonina, como ciertos antidepresivos, ansiolíticos y analgésicos. Aunque el 5-HTP es natural, un exceso de algo bueno —una sobreproducción de serotonina— puede mantenerte muy despierto.

- **Melatonina.** Algunos médicos recomiendan una dosis inicial de 0.5 mg, una cantidad que imita mejor la producción natural del organismo. Sin embargo, algunas personas parecen tener problemas para absorber el suplemento y se benefician de dosis más altas, como las de 1, 3 o incluso 5 miligramos. La melatonina también tiene el beneficio adicional de que desintoxica el cerebro si se utiliza en forma liposomal. No es un hecho bien conocido que la melatonina modula nuestro sistema inmunológico, por lo que las personas sensibles pueden llegar a sentir un aumento de los síntomas al tomarla. Una alternativa útil y mejor para estas personas es utilizar el tipo de liberación prolongada.

- **Glicinato de magnesio.** La mayoría de las personas con Lyme tienen deficiencia de magnesio, que potencia cientos de reacciones en nuestro cuerpo. Aunque hay muchas formas de magnesio, el glicinato de magnesio es una de las más absorbibles. Favorece la relajación de los músculos y el sistema nervioso y ayuda a relajarte antes de ir a la cama.

- **Cannabidiol (CBD) o Cannabinol (CBN).** Demasiado del componente psicoactivo Tetrahidrocannabinol (THC, por sus siglas en inglés) puede ser contraindicado en algunas personas con una mente ya sobreestimulada, y diferentes cepas pueden realmente mantenerte despierto. Sin embargo, un pequeño porcentaje de THC para los efectos sedantes es útil, ya que promueve el «efecto séquito», lo que significa que los componentes cannabinoides son sinérgicos cuando se combinan entre sí. El CBN también es un cannabinoide sedante. Debido a la falta de madurez de la industria del cannabis, es importante abastecerse de productos de buena calidad, ya que muchos productos pueden estar llenos de toxinas y terpenos sucios.

- **Aglutinantes.** Aunque no están pensados como ayuda para dormir, los aglutinantes no estimulantes pueden ayudar a limpiar los desechos durante la desintoxicación o la reacción Herx y pueden ayudar a aliviar los síntomas cuando todo lo demás falla.

Los remedios homeopáticos también pueden ser útiles. Hay varias opciones herbales y botánicas, como la valeriana (para el 10 por ciento de las personas, esta hierba puede tener un efecto contrario de estimulación y agitación), la pasiflora, la melisa, el lúpulo y la manzanilla. El problema del uso excesivo de suplementos, hierbas o fármacos y sus combinaciones es la supresión excesiva del sistema nervioso central, así que utiliza estos suplementos con prudencia y trabaja con un profesional que pueda orientarte sobre su uso. Aunque son necesarios a corto plazo para resolver el insomnio y ayudar a la recuperación, a largo plazo, los somníferos deben ser reevaluados debido a sus efectos secundarios negativos y también a la capacidad de disminuir la cantidad de sueño REM y profundo. Por ejemplo, en el caso de las benzodiacepinas, un tipo de somnífero de venta con receta, se debe seguir la orientación de un profesional en lo que respecta a su uso, reduciendo gradualmente la medicación en lugar de dejar de tomarla de golpe, lo que podría provocar el «rebote» del insomnio.

A medida que elimines los patógenos que pueden perturbar el sueño, como la candidiasis, los parásitos, Lyme y los hongos, dormir será más fácil y el sueño mejorará. Si el intestino está débil, no se produce variedad de nutrientes y neurotransmisores. Aún si después de agotar muchas opciones sigues sin poder dormir, tu cuerpo puede recuperarse hasta cierto punto si descansas y estás quieto, como si estuvieras dormido, o durante una sesión de meditación guiada o yoga; esto puede ayudar a tu cuerpo a descansar cuando no puedes dormir. Por último, la falta de sueño también puede ser la forma que tiene tu cuerpo de decirte que necesitas cambiar de rumbo o quizás retroceder en la eliminación de microbios o incluso hacer cambios en tu estilo de vida.

Para aquellos que luchan con las cuestiones espirituales en torno al sueño y tienen curiosidad por explorar su propósito más profundamente, se anima a los lectores a consultar *Hush: A Book of Bedtime Contemplations (Hush: Un libro de contemplaciones antes de dormir), del Dr. Rubin Naiman.*

NUTRICIÓN

«Que el alimento sea tu medicina, y que la medicina sea tu alimento».

—HIPÓCRATES.

Esta cita resiste el paso del tiempo. En la fitoterapia, hay poca distinción entre comida y medicina. Durante un proceso de recuperación, tu cuerpo necesita que te presentes ante tu plato de la manera correcta, porque la dieta tendrá un impacto significativo en tu proceso de curación y recuperación. Lo que te metes en la boca te ayuda o te perjudica. Tu dieta puede ayudarte tanto como cualquier régimen de suplementos, así que intenta pensar en tu dieta sólo como eso: una forma de cubrir las deficiencias de nutrientes y ayudar a tu cuerpo a superar esta fase actual de la recuperación. Elegir lo que te metes en la boca puede ser extremadamente confuso y estresante, especialmente cuando te hace sentir peor. Aunque la información que sigue es densa, he hecho todo lo posible por destacar los puntos principales sin caer en demasiadas lagunas.

Según los desequilibrios nutricionales, puede que necesites cambiar tu dieta. El Lyme, los parásitos y otros patógenos pueden robarte nutrientes. Puedes utilizar análisis de sangre, como NutrEval y SpectraCell, o escáneres energéticos, como el OligoScan, para determinar las deficiencias. Los enfermos de Lyme suelen tener carencias de vitamina B6 y magnesio. Es posible que la dieta por sí sola no sea suficiente para subsanar las deficiencias y sea necesario tomar suplementos. Con los suplementos, ve poco a poco y aumenta la dosis paulatinamente, ya que tu cuerpo puede reaccionar a algunos minerales o aglutinantes. Algunas personas encuentran que una vitamina B puede ser útil en el caso de desafíos de desintoxicación o con una mutación en el gen MTHFR. Ten en cuenta que tu sistema nervioso también necesita proteínas (normalmente 20 g de proteínas por comida), grasas omega-3 y magnesio. El libro *Lyme Diet (Dieta Lyme)* es más detallado en las indicaciones para nutrirse y rehabilitarse, específicamente para personas con Lyme.

Una dieta alcalina que no cause inflamación y utilice generalmente el enfoque paleo (dieta paleolítica) funciona bien para muchas personas. Una dieta autoinmune es óptima pero más restrictiva. Para conseguir algunas victorias rápidas, elimina el azúcar, los lácteos y el gluten. Hay muchas razones para evitar el azúcar. El azúcar disminuye en número los glóbulos blancos hasta un 80 por ciento dentro de cuatro a cinco horas después de ingerirla. Las bacterias de Lyme también se alimentan de azúcar, por lo que eliminar las fuentes concentradas de esta es un buen primer paso. Para ti, este cambio puede significar o no reducir las fuentes naturales de azúcar y la fruta. Muchas personas con Lyme evitan una dieta rica en carbohidratos y han tenido éxito incorporando grasas saludables siguiendo una dieta más ceto (cetogénica). Llevar una dieta ceto estricta por mucho tiempo puede sobrecargar el hígado, la vesícula biliar y las glándulas suprarrenales. Sin embargo, se recomienda una dieta ceto rotatoria, como la versión refinada por el Dr. Terry Wahls. Antes de seguir una dieta ceto, se recomienda hacer un análisis de sangre completo de la tiroides y también medir la digestión, ya que a veces seguir una dieta cetogénica sin suficiente ácido gástrico podría causar problemas digestivos, y no comer suficientes carbohidratos también puede interferir con el sueño. Además, una dieta alcalina te ayudará durante los brotes y aliviará los síntomas. Entre comidas, puedes beber agua de limón, ya que los limones tienen un efecto alcalino una vez se encuentran en el cuerpo. Para determinar tu alcalinidad, puedes utilizar tiras de pH que cambian de color en función de la alcalinidad de tu orina. Otra consideración es una dieta que evite las lectinas. Los cereales, las nueces, las habichuelas y las semillas contienen lectinas, que son esencialmente un veneno de la parte reproductora de una planta. Los alimentos con ácido fítico, como los cereales, las alubias, las semillas y las nueces, deben cultivarse de forma orgánica y remojarse en agua o fermentarse antes de consumirlos. El ácido fítico bloquea la absorción de minerales, ya que se une fuertemente al fósforo y bloquea su biodisponibilidad. También puede ligar y bloquear el zinc, el calcio y el hierro. La cocción a presión y el remojo de estos alimentos durante al menos veinticuatro horas inician un proceso de germinación y solucionan el problema. Si no se siguen estas medidas, hay que considerar una dieta que evite las lectinas. Además, empresas como Eden Organics ya venden habichuelas y semillas preparadas de esta forma.

También se recomienda minimizar o extremar las precauciones con el marisco por la posible exposición a metales. Cuanto más grande sea el pescado, como el atún y el pez espada, mayor será el potencial de contaminantes. Por otro lado, el salmón salvaje y las sardinas pueden ser opciones seguras. Intenta comer o beber tantas hierbas frescas como puedas. Algo común en las zonas azules (áreas estudiadas en todo el mundo con la mayor concentración de centenarios) es el consumo abundante de hierbas. Así que prepara salsas de cilantro o perejil, o echa romero en tu exprimidor. También hay muchas hierbas y especias que puedes incorporar para ayudar a potenciar la función inmunitaria. Por ejemplo, las setas medicinales como el reishi, la cola de pavo y el cordyceps pueden ayudar a tu sistema inmunitario, especialmente por su capacidad para aumentar la globulina, lo que afecta a la inmunoglobulina y, a final de cuentas, a la cantidad de glóbulos blancos. Otra consideración en la reducción de la carga general del cuerpo a través de la dieta son los oxalatos, que son el mecanismo de protección de una planta y son responsables de causar la cristalización en diferentes partes en el cuerpo, siendo las piedras renales su manifestación más infame. Algunas personas pueden ser genéticamente más susceptibles que otras. Los oxalatos son bastante ubicuos así que, en lugar de evitarlos por completo, podrías prestar atención a los alimentos con mayor concentración. Por lo general, los que más los contienen son:

- Espinacas
- Acelgas
- La mayoría de las semillas, como anacardos, almendras y nueces de Brasil
- Ruibarbo
- Cacao

Incluir fuentes de calcio en una comida puede ayudar a ligar y eliminar los oxalatos, reduciendo así su efecto perjudicial, mientras que algunas personas toman proactivamente hierbas como rompepiedras.

Estas consideraciones dietéticas desde oxalatos, lectinas, hasta ceto y paleo pueden parecer abrumadoras, así que prueba diferentes cambios y examina cómo se siente tu cuerpo. En términos de consideraciones más generales, he aquí un resumen de las principales recomendaciones:

- Evita los alimentos a los que eres sensible. Existen numerosas pruebas de laboratorio para detectar alergias e intolerancias alimenticias (IgE, IgA, IgG, reacciones de citocinas, alergias de tipo IV, etc.). Las pruebas musculares o energéticas pueden ser útiles. Las pruebas musculares pueden indicar intolerancias alimentarias, pero indicarán qué alimentos actúan como medicina y son curativos. Para la mayoría de la gente, esto significa evitar los lácteos, el gluten y el azúcar. Además, mientras su intestino se está reparando, se aconseja evitar las verduras de solanáceas, como pimientos, patatas, tomates y berenjenas.
- Evita comer alimentos quemados o ahumados.
- Lava las verduras con bicarbonato de sodio o vinagre de sidra de manzana para limpiarlas de posibles parásitos.
- Evita todos los aceites vegetales y sus ácidos grasos poliinsaturados, incluidos los de soja, maíz y canola, que son inflamatorios.
- Antes de comer, activa el sistema nervioso parasimpático para que estés en un estado más relajado y se absorban más fácilmente los nutrientes de los alimentos. Lo que te funcione, ya sea agradecer, rezar o meditar brevemente.

- Asegúrate de que tus utensilios de cocina no sean tóxicos. Muchos utensilios de cocina antiadherentes son en su mayoría tóxicos, y existen opciones más seguras como las de empresas como Extrema.
- Evita la monotonía. La alternación y la amplitud son buenos principios que seguir. Come alimentos variados para nutrir tu microbioma intestinal y alterna con frecuencia. Un buen comienzo sería intentar comer al menos treinta tipos de verduras a la semana.
- Ten en cuenta que los restos de comida son más propensos a desarrollar moho.
- Optimizar el consumo de tantas plantas como sea posible por sus fitoquímicos asociados.
- Todos los cereales y alubias deben remojarse para eliminar el ácido fítico.
- Incorpora hierbas ricas en minerales en pesto o infusiones.
- Come verduras ecológicas y cultivadas en suelos ricos en minerales. Los alimentos inorgánicos tienen más glifosato, en particular la soja, el trigo y el maíz. Si comer orgánico no es posible y la calidad de los alimentos es cuestionable, hay diferentes remedios que puedes tomar para neutralizar cualquier posible glifosato, como el extracto de turba.
- Come productos locales y de temporada, para que el contenido en nutrientes sea mayor. Las verduras que se cosechan antes de tiempo pierden gran parte de sus nutrientes.
- Masticar los alimentos lentamente permite que la saliva se libere en la boca y se mezcle mejor con los alimentos y con la amilasa, que es la enzima de la saliva que facilita la digestión.
- Ten cuidado con las combinaciones de alimentos. Por ejemplo, no comas fruta con una comida abundante.
- No bebas inmediatamente después de comer.

Los últimos puntos proceden del ayurveda, que puede resultar útil para equilibrar la dieta con las necesidades del organismo y adaptarse a los cambios ambientales y de estación. En ayurveda, «somos lo que digerimos», no lo que comemos. Apoyarse en la sabiduría tradicional y en prácticas como el ayurveda puede fungir como una guía muy pertinente y probada por el tiempo para llevar una vida sana y equilibrada. Para un buen resumen, puedes consultar *Living Ayurveda: Nourishing Body and Mind through Seasonal Recipes, Rituals, and Yoga (Vivir el Ayurveda: Nutrir cuerpo y mente con recetas estacionales, rituales y yoga)*.

Uno de los errores más comunes que pueden cometer las personas es volverse demasiado restrictivas. Con el tiempo, esta tendencia a la ortorexia, u obsesión por restringir ciertos alimentos, crea deficiencias o desequilibrios en determinados nutrientes. Ten en cuenta que los cambios en la dieta son temporales, para superar una fase determinada o para reducir la inflamación. Son una herramienta más, pero no tienen por qué ser una restricción de por vida. Comer por placer y alegría también forma parte de estar sano, y demasiada restricción durante mucho tiempo puede convertirse en una fuente de estrés. A medida que te sientas mejor y te recuperes, puedes probar a introducir poco a poco otros alimentos, por ejemplo, incorporando lácteos provenientes de vacas alimentadas por pasto que no causen inflamación. La neuroplasticidad descrita en los capítulos siguientes también puede influir en tu reacción a determinados alimentos.

A medida que vayas mejorando, podrás depender menos de los suplementos y más de las fuentes de alimentos integrales para tu nutrición. Por ejemplo, para el cobre, prueba las ostras, el hígado, la espirulina u otras algas. Las fuentes de alimentos integrales también te proporcionan todo el espectro de compuestos. Por ejemplo, en lugar de ácido ascórbico (que con el tiempo puede causar desequilibrios), consume alimentos ricos en vitamina C como bayas, cítricos y brócoli, que proporcionan bioflavonoides y antioxidantes, así como todos los demás componentes de la vitamina C.

Como hemos repasado, lo que te metes en la boca, cómo se prepara y de dónde procede puede tener profundas repercusiones en tu recuperación. La información aquí presentada puede resultar abrumadora e incluso contradictoria. No te estreses. Tus necesidades nutricionales también cambiarán a lo largo de tu proceso. Así que empieza desde donde estás y sabe que estos conocimientos te servirán para el resto de tu vida, y muchas prácticas las seguirás utilizando incluso después de recuperarte.

AGUA

El agua que bebes se convierte en tu sangre. Piénsalo bien por un momento. Optimizar tu consumo de agua es una de las prácticas más poderosas y directas que puedes hacer por tu salud. El agua es la base de toda la vida, incluido el cuerpo. Los músculos que mueven el cuerpo están compuestos en un 75 por ciento de agua; la sangre que transporta los nutrientes está compuesta en un 82 por ciento de agua; los pulmones están compuestos en un 90 por ciento de agua; el cerebro, que es el centro de control del cuerpo, está compuesto en un 76 por ciento de agua; incluso los huesos están compuestos en un 25 por ciento de agua.

Así que quizá una de las mejores inversiones que puedes hacer en tu salud es ser selectivo con el agua. Por desgracia, gran parte del agua local contiene flúor, cloro y muchas sustancias inorgánicas y orgánicas que no se filtran, como los productos farmacéuticos usados. Los filtros de carbón son insuficientes como filtro independiente y producen agua ácida con contaminantes. El agua de manantial es excelente, ya que los acuíferos naturales añaden ácido fúlvico y minerales que el cuerpo necesita. El agua de manantial contiene cantidades de sílice natural, y esta ayuda a eliminar el aluminio no deseado del organismo. Puedes encontrar un manantial cerca de ti (especialmente útil si estás en los Estados Unidos) utilizando el sitio findaspring.com. Si no tienes acceso a agua de manantial, un filtro de alta calidad como Berkey es una buena opción. Sin embargo, el agua del grifo filtrada a través de Berkey sigue considerándose agua dura, ya que contiene una lectura de «sólidos disueltos totales» (o TDS, por sus siglas en inglés) bastantemente alta. Al comparar todas estas alternativas, si no tienes acceso a agua de manantial lo mejor es la ósmosis inversa o el agua destilada. Los sistemas de ósmosis inversa pueden adquirirse para integrarlos a tu cocina o simplemente como filtro de encimera. Aunque la ósmosis inversa es, en última instancia, la mejor opción, despoja al agua de minerales. Por eso es aconsejable añadir electrolitos y minerales de aguas profundas, como Quinton, ya que las glándulas suprarrenales, que suelen funcionar mal en las personas con Lyme, regulan el equilibrio entre el sodio y el potasio. Marcas como Fiji en Estados Unidos y Acilis en Europa tienen cantidades de sílice, un oligoelemento importante para la fuerza y flexibilidad de los tejidos conectivos de tu cuerpo como cartílagos, tendones, piel, huesos, dientes, pelo y vasos sanguíneos.

MEDIO AMBIENTE

TOXINAS COTIDIANAS

Muchos médicos utilizan la analogía de un recipiente para describir la carga total de toxinas de una persona. A medida que se vacía el recipiente o la carga tóxica del cuerpo a través de la desintoxicación y se atienden los patógenos, también se debe disminuir la cantidad de toxinas que entran en él. Por desgracia, en el entorno actual, comparado a hace cincuenta años, esta tarea es cada vez más difícil.

A finales de la década de 1940 despegó la era química, impulsada por la tecnología desarrollada durante la Segunda Guerra Mundial. Antes de esa época, prácticamente no se utilizaban pesticidas derivados del petróleo, y había muy pocos productos domésticos derivados del petróleo. Hoy se conocen más de 5 millones de sustancias químicas en todo el mundo y, trágicamente, sabemos muy poco sobre los efectos tóxicos de la gran mayoría de ellas. Un estudio del National Research Council (Consejo Nacional de Investigación) descubrió que sólo se disponía de información completa sobre los peligros para la salud humana del 10 por ciento de los pesticidas y del 18 por ciento de los medicamentos de origen químico.

La revista *Public Health Reports (Informes sobre salud pública)* descubrió que los individuos de hoy en día están cargados con un asombroso número de sustancias químicas, siendo la media de 167 por persona, de las cuales 76 están relacionadas con el cáncer y 94 son tóxicas para el cerebro y el sistema nervioso. Según worldometers.info, cada año se liberan al medio ambiente unos 10,000,000 de toneladas de sustancias químicas. De ellas, más de 2,000,000 de toneladas al año están reconocidas como cancerígenas. Además de estos factores ambientales, hoy en día nuestros recipientes ya se encuentran bastante llenos para cuando venimos al mundo. Un estudio realizado en 2005 por el Environmental Working Group (Grupo de trabajo sobre el medio ambiente) pone de manifiesto lo tóxico que es el medio ambiente actual. Los investigadores de este estudio analizaron la toxicidad de la sangre del cordón umbilical, es decir, la sangre que se bombea de un lado a otro a través de la placenta y el feto en desarrollo. Se descubrió que la sangre del cordón umbilical contiene al menos 287 sustancias químicas industriales. De las sustancias químicas detectadas, 180 están relacionadas con el cáncer en humanos o animales, 217 son tóxicas para el cerebro y el sistema nervioso, y 208 causan defectos de nacimiento o desarrollo anormal en pruebas con animales.

De hecho, nunca en la historia habíamos tenido que enfrentarnos a un obstáculo tóxico tan enorme desde la infancia. A lo largo de la vida, muchos factores se acumulan y se suman a nuestra carga tóxica: metales pesados y aluminio en el aire, empastes de amalgama, sustancias químicas en nuestros alimentos y agua, como el glifosato, el flúor y los éteres de polibromodifenilo; xenobióticos como el bisfenol A, y residuos hormonales del agua potable; disolventes, biotoxinas provenientes de microorganismos, moho, parásitos e infecciones internas; implantes metálicos o de silicona, material usado para el aumento mamario u otras cirugías, tatuajes; exposiciones en el hogar y en el lugar de trabajo como pintura con plomo, polvo, formaldehído y gasolina, etc. La lista continúa. Entre los mayores culpables, muchos profesionales identifican unos pocos factores que incluyen, entre otros, la sobrecarga de hierro, el glifosato, el aluminio y las grasas poliinsaturadas como contribuyentes significativos a la desregulación en el cuerpo y la enfermedad crónica.

Hacer cambios para reducir la exposición tóxica puede resultar abrumador. ¿Por dónde empezar? Sustituir los cosméticos y jabones tóxicos por alternativas sin petróleo es un paso sencillo que puede darse inmediatamente. Sustituir los utensilios de cocina y los productos de limpieza y de uso personal puede parecer una tarea costosa y desalentadora, pero es un bajo precio a pagar si se tiene en cuenta el impacto positivo en la reducción de la carga tóxica a lo largo del tiempo. Las pequeñas acciones cotidianas pueden tener un impacto enorme. Por ejemplo, evita productos químicos como perfumes, insecticidas, pesticidas, suavizantes, productos de limpieza doméstica y ambientadores. No utilices antitranspirantes a base de aluminio. Si fumas, deberías dejar de hacerlo, pues tu cuerpo ya tiene bastante que hacer aún sin tener que desintoxicarse de estas sustancias químicas. Si por algún motivo tienes que manipular productos químicos fuertes, utiliza guantes y cubrebocas. Además, es buena idea invertir en filtros de ducha, como los de las empresas PH Prescription o Live Pristine, por ejemplo. Muchas toxinas, como el flúor y los residuos de medicamentos recetados, se absorben de los suministros locales de agua a través de nuestra piel.

CEM

Además de los productos químicos inorgánicos y orgánicos, el cuerpo está expuesto a toxinas energéticas. Un tema que ha ganado popularidad en los últimos años es el de las frecuencias electromagnéticas (CEM).

Sin embargo, los CEM no son nuevos y siempre nos han afectado, desde los provenientes del sol hasta la atracción electromagnética de la tierra. De hecho, la realidad es que somos seres humanos bioeléctricos. Todos tenemos y emitimos una frecuencia eléctrica, y cada uno de nuestros órganos tiene una frecuencia específica. Se ha medido que el corazón tiene un fuerte campo que emite a dos metros y medio del cuerpo. Sin embargo, cuando se trata de ondas electromagnéticas dañinas, es la frecuencia más alta la que puede ser más problemática, como se muestra a continuación.

Sin embargo, cuando nos referimos a la exposición a CEM, a menudo nos referimos a CEM no nativos —es decir, producidos por el hombre o ajenos al ser humano— como los de los cables de alta tensión, transformadores de potencia, iluminación fluorescente, vehículos eléctricos e híbridos, computadoras y otros aparatos electrónicos, como teléfonos móviles y reproductores de música portátiles. Cuando se utiliza el término CEM en esta sección, se pretende hacer referencia a estos CEM no nativos. Nuestra exposición a estas fuentes ha aumentado exponencialmente en las últimas décadas. Por ejemplo, el estadounidense medio tiene trece dispositivos inalámbricos diferentes en su casa, desde teléfonos móviles y tabletas hasta todo tipo de aparatos conectados, que son fuentes de contaminación eléctrica. Nuestra conectividad inalámbrica ha surgido en los últimos años de la historia de la humanidad, y apenas estamos empezando a comprender sus implicaciones.

THE ELECTROMAGNETIC SPECTRUM

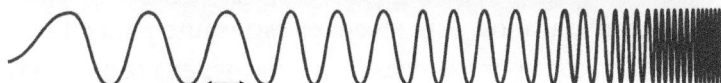

ENERGY

NON-IONIZING			IONIZING

Safe and Beneficial in Appropriate Dosage	Almost Safe, Low Danger	Danger	Safe and Beneficial in Appropriate Dosage	Extremely Harmful

1	2	3	4	5	6	7	8	9	10

WAVELENGTH

Low frequency = Long wavelength

High frequency = Short wavelength

FREQUENCY (waves per second)	50 Hz	1 MHz	500 MHz	1 GHz	10 GHz	30 GHz	600 THz	3 PHz	300 PHz	30 EHz
WAVELENGTH	6000 km	300 km	60 km	30 km	3 km	10 km	500 nm	100 nm	1 nm	10 nm

1. Extremely Low Frequency
2. Very Low Frequency
3. Low Frequency
4. Radiofrequencies

5. Microwaves
6. Infrared
7. Visible

8. Ultraviolet
9. X-Ray
10. Gamma Rays

Ya en 1990, tras cientos de estudios, la EPA recomendó que estos tipos de CEM se clasificaran como cancerígeno de clase B, es decir, probables causantes de cáncer. Sin embargo, tras una importante presión por parte de los cabilderos, la EPA decidió retractarse de esta decisión. Los estudios han demostrado que estos CEM son responsables de un aumento del doble al triple en las tasas de cáncer de los niños expuestos a ellos, en particular en términos de leucemia, linfoma y tumores cerebrales. Otros estudios han demostrado que afectan al tamaño de la glándula timo y al recuento de glóbulos blancos. Además, en las personas que experimentan una mayor actividad de los mastocitos, los CEM pueden agravar la situación. Por ejemplo, el mero hecho de estar en presencia de un teléfono móvil activará significativamente los mastocitos y provocará síntomas relacionados.

Con Lyme, los CEM son problemáticos debido a su impacto en nuestros microbios. Muchos médicos creen que el smog de CEM no nativos hace que los microbios que llevamos dentro se sientan atacados. Este efecto es estresante para ellos, y responden con el único mecanismo que tienen creando más biotoxinas. Para todos, pero especialmente para aquellos con síntomas neurológicos, la remediación CEM por sí sola puede tener un impacto significativo en la reducción de los síntomas.

Aunque no podemos evitar por completo los CEM no nativos de alta frecuencia, hay medidas básicas que podemos tomar para minimizar su posible impacto negativo mientras aún estamos curándonos y somos más vulnerables a ellos:

- No te acerques el teléfono a la cabeza. Utiliza el altavoz o los auriculares. Cuando utilices el altavoz, mantén el teléfono a una distancia mínima de 15 cm de la cabeza mientras realizas la llamada. Otra opción es utilizar unos auriculares bien apantallados con un tubo de aire para que no haya ningún cable subiendo hasta la cabeza.

- Cablea tu internet y usa cables Ethernet. Además, para los lectores interesados, puedes cablear tu teléfono cuando necesites atender llamadas y no tengas tu computadora.
- Procura no ponerte el celular en el bolsillo pegado a la piel.
- Cuando no utilices el teléfono, ponlo en modo avión (asegurándote de que las cuatro antenas, el GPS, el Wi-Fi, el Bluetooth y los datos móviles están apagados).
- Cuando te vayas a dormir, ponlo en modo avión y no lo tengas cargando al lado de la cama. Los teléfonos que se están cargando emiten hasta diez veces más CEM.
- No utilices la computadora portátil mientras se está cargando.
- Apaga el Wi-Fi por la noche.
- Si eres de los más sensibles, busca ropa que te proteja de los CEM (sobre todo cuando vueles) y jaulas de Faraday para los doseles de las camas.
- Utiliza una jaula de Faraday alrededor del router y asegúrate de que no esté en tu dormitorio ni a menos de tres metros de él. Conecta el router a un temporizador para que se apague por la noche. Es especialmente importante asegurarse de que estás protegido mientras duermes.

A final de cuentas, las medidas que tomes dependen de ti. Recuerda que lo que importa es tu carga acumulada de CEM, pero tu cuerpo es resistente. Además de los pasos mencionados anteriormente, muchas personas toman medidas adicionales para crear un «santuario del sueño», dada la importancia del sueño para la recuperación, como se describe en secciones anteriores. La mayoría de la gente no necesitará o no querrá tomar estas medidas; sin embargo, se enumeran aquí para el lector interesado.

- Utiliza camas sin metal, ya que las estructuras y los somieres metálicos pueden amplificar y distorsionar el campo magnético natural de la Tierra.
- Utiliza relojes de pilas cerca de la cama, ya que muchos relojes eléctricos pueden producir campos magnéticos elevados.
- Baja las pastillas de las habitaciones.
- Utiliza los filtros para enchufes llamados filtros Stetzer.
- Asegúrate de que no haya campos magnéticos elevados. Los campos magnéticos de los electrodomésticos y el cableado de los edificios pueden penetrar las paredes hasta la habitación y alterar el sistema de comunicación del cuerpo. Las pinturas especiales como el producto YShield proporcionan un revestimiento electroconductor para la protección contra una serie de campos eléctricos.
- En algunos teléfonos puedes desactivar 5G y 4G dependiendo del teléfono que uses y de dónde estés.
- Invierte en un dosel de cama. Hay fabricantes como slt.co.

Limpiar la electropolución puede ser abrumador, ya que los CEM están por todas partes. Para más recursos, *The Non-tinfoil Guide to EMFs (La guía no trucada de los CEM)* de Nicolas Pineault es una guía práctica y de fácil lectura. Por lo general, cuanto más densa es la población de una zona o ciudad, mayor es la exposición a los CEM no nativos. Así que dependiendo de dónde vivas, tu exposición será diferente. En términos de prioridades, deberías limpiar lo que hay en tu habitación y luego en tu casa. También puedes medir con mayor precisión el estrés de los CEM en tu entorno con un sencillo medidor. La EPA ha establecido un nivel de seguridad no superior a 1 mG (miligauss). Sin embargo, muchos médicos funcionales, como el Dr. Joseph Mercola, han recomendado que lo ideal es que los CEM no superen los 0,5 mG como medida de precaución.

Más allá del entorno doméstico, Antennaesearch.com es un buen recurso para saber dónde hay torres de telefonía móvil en tu vecindario.

Aparte de estas medidas, también hay suplementos adicionales que pueden ser útiles, junto con cremas y ropa protectora. Cuando viajes en avión o en carretera, se recomienda tomar precauciones con ropa protectora contra los CEM forrada de plata. A medida que disminuye tu carga de metales pesados y microbios, es posible que te encuentres menos sensible a los CEM. Además, diferentes factores genéticos pueden aumentar la susceptibilidad.

Entre las toxinas entre las que vivimos, los CEM afectan a los humanos y a otros microbios de formas que aún estamos aprendiendo a cuantificar. Dependiendo de a quién preguntes, los médicos tienen opiniones variadas en cuanto a su impacto en las personas con Lyme; algunos médicos que se niegan a tratar a las personas que no son conscientes de los CEM, otros que no lo tienen en cuenta en un plan de tratamiento. Si esta sección resuena contigo (juego de palabras), la buena noticia es que hay muchas maneras simples de protegerse y ser conscientes de cómo ciertos CEM no nativos nos afectan.

PSICOEMOCIONAL

«No se puede separar la mente del cuerpo».

—SÓCRATES

Nuestro cuerpo físico puede ser un barómetro de nuestra salud interna. Sin embargo, muchas personas dejan la parte emocional o mental de la recuperación para el final y luego se arrepienten de no haberla priorizado antes. Muchos profesionales expertos y personas que han pasado por un proceso de recuperación pueden dar fe del impacto de la conexión mente-cuerpo y tener en cuenta factores espirituales, emocionales, mentales y energéticos en el proceso de recuperación.

Todo el mundo se enfrenta a la parte mental y emocional de curarse y, en algunos casos, puede sentar las bases de la enfermedad. Incluso pasar por una enfermedad complicada como la de Lyme puede ser un trauma en sí mismo. Hace unos 12,000 años, Patanjali, que escribió los sutras del yoga y creó los cimientos del yoga actual, conocía la importancia de la conexión mente-cuerpo y determinó que somos mucho más que nuestro cuerpo físico. Se cree que estamos formados por múltiples capas. Llevamos miles de años reconociendo esta complejidad de la experiencia humana en todas las culturas, y la investigación moderna ha sacado a la luz nuevos conocimientos. Un campo emergente llamado psiconeuroinmunología está recibiendo más atención y produciendo más estudios. De hecho, las emociones influyen en el sistema inmunitario de formas que apenas estamos empezando a comprender, como se describe magníficamente en *Moléculas de la emoción y biología de la creencia*. Desde el punto de vista de la psiconeuroinmunología, nuestro cuerpo es una farmacia capaz de producir todo tipo de sustancias bioquímicas que favorecen la curación. Dos áreas que pueden tener un impacto significativo en el proceso de curación son la comunidad y la mentalidad.

COMUNIDAD

El Dr. Vivek Murthy, cirujano general de Estados Unidos, dijo que la soledad es más mortal que fumar un paquete de cigarrillos. Muchas personas con Lyme pueden sentirse solas y aisladas, ya que la enfermedad puede no ser bien comprendida por familiares o amigos cercanos. A veces, cuando nos sentimos mal, sólo queremos hacernos un ovillo y estar solos. Sin embargo, es la sensación de aislamiento y soledad lo que hace que el camino sea aún más difícil.

El impacto positivo de estar rodeado de una red de apoyo se ha cuantificado en muchos estudios. Por ejemplo, un caso es el de la ciudad de Roswell, en Pensilvania, que en los años sesenta tenía la mitad de la media nacional de enfermedades cardiacas. Los investigadores realizaron un estudio para determinar las causas de esta anomalía. De 1900 a 1960, la sociedad de esa localidad hacía hincapié en la comunidad y la iglesia. Como consecuencia, la sensación de seguridad era más palpable en la vida cotidiana. Los investigadores descubrieron que la forma en que reeducamos nuestro sistema inmunitario para que se sienta seguro es sumamente importante para la salud en general. Si un niño tenía un problema en estas sociedades solidarias, acudía a un vecino o líder de la comunidad en busca de ayuda. El sentido de familia extensa no es el mismo que hace varias décadas. Hoy en día, la mayoría de la gente en la sociedad moderna no tiene redes de seguridad. En su lugar, vivimos en familias nucleares y no nos mantenemos de nuestras relaciones comunitarias. Desde el estudio de Roswell en Pensilvania, han surgido más investigaciones.

Un estudio de la NASA descubrió que cuando los humanos están socialmente aislados en un entorno monótono, la parte del hipocampo se encoge en el cerebro. Los sentimientos de soledad provocan cambios fisiológicos en el organismo. Este libro se escribió en el momento álgido de la pandemia de coronavirus, durante las cuarentenas públicas, cuando se realizaron más estudios sobre el tema. Según la teoría polivagal, somos seres sociales y necesitamos el apoyo de otros seres humanos para curarnos. Como seres humanos, anhelamos la conexión. Múltiples estudios demuestran los beneficios de los abrazos y la conexión humana, ya que los abrazos aumentan los niveles de oxitocina en el cuerpo. En el mismo estudio, las mujeres también observaron efectos positivos de la oxitocina cuando abrazaban estrechamente a sus bebés.

Busca una comunidad que te aporte energía o intenta mantener la conexión con una que ya tengas. Rodéate de influencias positivas para recuperarte, personas que te animen y sean empáticas con tu situación. No estás solo en este viaje, y hay muchos seres humanos maravillosos que pueden ayudarte.

MENTALIDAD

Muchos aspectos de tu experiencia como enfermo, hasta ahora, pueden parecer injustos: desde las herramientas de diagnóstico que, en el mejor de los casos, son medio eficaces, hasta la desconectada comunidad médica convencional que trata el Lyme como un tabú, pasando por los tratamientos poco claros y, a veces, insoportables e ineficaces. Además de lidiar con un proceso traumático para encontrar un diagnóstico, a estas alturas ya estás acostumbrado al reto y las complejidades de navegar por esta enfermedad. La enfermedad de Lyme crónica puede suponer grandes cambios en la calidad de vida; puede afectar a la dinámica familiar y a tu capacidad para trabajar. La curación es un maratón, no un sprint, y puede tensar las relaciones con el tiempo.

También tendrás mil razones por las que la situación actual de la enfermedad de Lyme te parezca injusta. De hecho, el estado de consciencia, el tratamiento y la terapia de las infecciones transmitidas por garrapatas están muy por detrás de donde deberían estar, y la medicina convencional tiene que ponerse al día. Sin embargo, adoptar una mentalidad de víctima no será útil e incluso puede obstaculizar tu recuperación. Además, identificarse con la enfermedad y culpar a los demás puede proporcionar cierto alivio a corto plazo, pero a la larga no será productivo.

Los efectos de nuestra mente en nuestra experiencia física están bien documentados con el concepto de placebo. El poder del placebo se puso de manifiesto en la Segunda Guerra Mundial, cuando el personal médico se quedó sin morfina, por lo que médicos y enfermeras utilizaron un vial con solución salina. Cuando lo utilizaron en pacientes diciendo que era morfina analgésica, los médicos observaron que los pacientes experimentaban alivio.

Más recientemente, hubo una serie de experimentos con cirugías elegidas en 2014 en los que un grupo de control pasó por todo lo que el grupo de cirugía real hizo, incluyendo el ayuno, la anestesia y recibir incisiones quirúrgicas reales, sin embargo, en realidad no recibieron el procedimiento en sí. Muchos pacientes del grupo de control, que no sabían que no habían sido sometidos a la intervención, experimentaron un alivio de los síntomas y consideraron que la cirugía había sido un éxito. De hecho, en aproximadamente la mitad de los casos, las operaciones falsas funcionaron tan bien como las operaciones reales. Estos experimentos se cancelaron posteriormente.

Hoy en día, se ha trabajado mucho en el campo emergente de la psiconeuroinmunología para explicar los efectos del placebo y comprender cómo éste afecta a los resultados al menos un 35 por ciento de las veces. Se han escrito múltiples libros sobre el tema de la remisión espontánea que documentan miles de casos individuales de personas que se han curado o están en remisión pensando que fueron medicados, mientras que en realidad estaban en el grupo de control. En el lado opuesto de esta perspectiva, el efecto nocebo puede ser profundo, ya que afecta al pensamiento negativo. En otras palabras, la forma en que uno percibe un tratamiento o incluso la proyección de la actitud de un médico puede afectar al resultado de un protocolo.

Donde fluye tu atención, va la energía. Si crees que estás enfermo y te centras obsesivamente en los síntomas, eso es lo que tu cuerpo y tu mente priorizarán y a lo que dedicarán energía. Por el contrario, si te pones en un modo en el que te ves sano y bien, te prepararás para conseguirlo. Así que a lo largo de tu viaje de sanación, en lugar de centrarte en lo que está mal —ya que la negatividad predispone al cerebro a centrarse en las cosas que van mal—, fíjate en lo que va bien. Cuando tomes decisiones, piensa en lo que haría tu versión «sana» y deja que esa mentalidad te guíe, en la medida en que sea razonable y práctico hacerlo. Cultiva esta mentalidad a medida que avanzas en tu viaje de sanación y te beneficiarás de muchas maneras, incluyendo el fomento de la neuroplasticidad y la activación de los propios mecanismos de curación en tu cuerpo.

En resumen, cualquiera que haya pasado por un proceso de curación dará fe del poder de la mente de distintas formas y comprenderá que lo no físico puede manifestarse en síntomas físicos. Siguiendo esta línea de pensamiento, la palabra paciente se sustituyó posteriormente en todo este libro de forma intencionada. Algunas personas han descubierto que sólo al dejar de pensar en sí mismas como pacientes y replantear su salud en torno a estados de bienestar más positivos, en lugar de atacar a los agentes patógenos, las infecciones y la enfermedad, superaron el estado de enfermedad y experimentaron una curación real. A otras personas les ha resultado útil cambiar de perspectiva y asumir su responsabilidad. Cuando las personas están enfermas, dependen de otras personas, de forma parecida a como los niños dependen de los mayores. Algunas personas siguen estando crónicamente enfermas porque así pueden escapar de la realidad y, en cierto nivel, no están preparadas para estar sanas. El concepto anterior puede ser difícil de aceptar o, por el contrario, puede que no resuene en ti en absoluto.

5

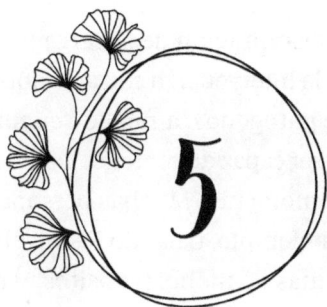

FUNCIÓN INMUNITARIA

Tu cuerpo quiere gozar de buena salud y recuperar el equilibrio. Este capítulo trata de darle a tu cuerpo lo que necesita para reforzar tu sistema inmunitario y que pueda enfrentarse mejor al Lyme. A menudo, la raíz de los problemas de la persona o la causa de que su sistema inmune fuera deficiente en primer lugar puede que ni siquiera esté relacionado con Lyme. Lyme y coinfecciones simplemente prosperan en un ambiente que está comprometido. A medida que tu sistema inmunológico lucha para tener al Lyme bajo control, las infecciones oportunistas pueden reactivarse, como los virus del herpes y la candidiasis o el crecimiento excesivo de levadura.

Nuestro cuerpo alberga todo tipo de microbios. Cuando hay una carga, el equilibrio se rompe y nuestro sistema inmunitario ya no es capaz de mantener a raya a esos microbios. Piensa en cómo puedes lograr disminuir el caldo de cultivo y generar condiciones desfavorables para los microbios malos. Curarse del Lyme también podría concebirse como apoyar al sistema inmunitario y a la disminución de la carga total de toxinas y patógenos. Aunque la intervención con antibióticos es útil para reducir la carga de patógenos, a final de cuentas, el sistema inmunológico debe ser capaz de contener los patógenos y tomar el control en algún momento. Muchas personas han reequilibrado su salud; por ejemplo, bajando los niveles de glifosato, aluminio, micotoxinas de moho, parásitos, y retirándose de un entorno tóxico; sólo cuando la carga tóxica es lo suficientemente baja se dedican a los microbios de Lyme y coinfección.

En resumen, los microbios de Lyme no son el único factor en la ecuación. Suelen ir acompañados de otras afecciones que pueden añadirse a la carga general de tu sistema inmunitario y que se describen en las secciones siguientes.

MOHO

El moho y sus efectos tóxicos no son nuevos. El moho se describía en la Biblia en el Antiguo Testamento, donde se animaba a la gente a quemar su casa si estaba muy afectada por el moho. Después de la Segunda Guerra Mundial, los edificios se construían cada vez más sellados para conservar el calor, pero esta característica restringía la capacidad de un edificio para «respirar». Ritchie Shoemaker, pionero en el campo del tratamiento de las enfermedades causadas por el moho, calcula que entre el 50 y el 70 por ciento de los edificios tienen algún tipo de exposición al moho. En el entorno moderno actual, en zonas lluviosas o costeras, el moho es más a menudo un problema. Este contexto es importante, ya que el 90 por ciento de nuestro tiempo lo pasamos en interiores respirando un aire que a menudo está más contaminado que el aire exterior. El aire interior puede estar lleno de esporas de moho, gases químicos, fibras de alfombras, polvo, caspa, bacterias y virus peligrosos. Puedes estar expuesto al moho a través de los alimentos o el medio ambiente. Aunque en la mayoría de los casos, la exposición se produce a través del medio ambiente, como en un edificio mohoso, hay que tomar medidas para evitar la exposición continua.

El moho merece un tratamiento especial debido a su problemático impacto en las personas con Lyme. De hecho, Lyme y el moho a menudo van de la mano. Muchos describen la toxicidad del moho como la «comorbilidad» o cofactor más común del Lyme y ambos han sido agrupados más recientemente por algunos médicos como «enfermedades por biotoxinas». Tanto el moho como el Lyme son toxinas lipofílicas, lo que significa que se recirculan a través del sistema biliar. Aproximadamente una cuarta parte de la población no puede excretar estas toxinas adecuadamente debido a la genética. Los síntomas del moho pueden imitar los de Lyme y pueden empeorar los síntomas en alguien con Lyme. Los ácidos grasos de cadena larga que son creados por el moho en la pared celular son también alimento para los microbios de Lyme.

Existe una diferencia entre el moho en crecimiento, que está vivo, y las micotoxinas, que son el subproducto metabolizado del moho. El moho activo en crecimiento se trata típicamente con antifúngicos y las micotoxinas con aglutinantes. Para muchas personas con Lyme crónico, sus sistemas inmunológicos están cargados y comprometidos por lo que la colonización del moho es a menudo un problema, lo que significa que el moho está viviendo y creciendo dentro de ellos. En este caso, los antifúngicos, ya sean farmacéuticos o a base de hierbas, deben ser considerados.

Como mínimo, las micotoxinas del moho pueden suprimir tu función inmunitaria y, en el peor de los casos, afectarte gravemente y provocar una enfermedad más permanente, desencadenando así una afección denominada síndrome de respuesta inflamatoria crónica (CIRS).

PRUEBAS

Las pruebas de detección de moho son confusas y las recomendaciones de los profesionales son variadas. Las siguientes secciones ofrecen una visión concisa basada en mi ensayo y error y explican la diferencia en las opciones de prueba para que puedas ahorrar dinero y obtener los resultados más útiles.

Para el ser humano

Para determinar si tienes micotoxinas de moho, existen pruebas de orina de Great Plains Laboratory y RealTime Labs que te dirán si has estado expuesto al moho y qué tipos de micotoxinas tienes. Estas dos pruebas utilizan diferentes metodologías y detectarán diferentes resultados, por lo que su uso conjunto produce una mejor imagen de la potencial situación de moho. Antes de hacer una prueba de orina, se recomienda provocar la excreción, ya sea utilizando una sauna o tomando glutatión durante varios días antes de tomar la muestra. La prueba de ácidos orgánicos de Great Plains Laboratory puede ser útil, ya que hay metabolitos que apuntan a un posible problema de moho. Una prueba de orina es útil, pero es como un blanco móvil, en el sentido de que indica sólo lo que estás excretando. Por otro lado, una prueba de anticuerpos de micotoxinas como MyMycolab.com muestra las respuestas de anticuerpos, lo que indica si el sistema inmunológico está «en guerra» con las micotoxinas. Una prueba de anticuerpos de micotoxinas es útil a diferencia de las pruebas de orina, ya que indica si el sistema inmunológico está montando una respuesta continua que causa inflamación y síntomas.

También hay una prueba en línea llamada prueba de sensibilidad de contraste visual o VCS que puede ayudar a determinar si estás tratando con micotoxinas de moho. Los resultados reflejan tu carga tóxica general y cómo se ha visto afectado tu sistema nervioso. Esta prueba fue desarrollada por el Dr. Shoemaker, que es un pionero en este campo. Los practicantes Shoemaker son aquellos certificados por la metodología Shoemaker y medirán otros factores, así como la susceptibilidad genética a las biotoxinas. Puedes buscar un profesional Shoemaker y consultar el sitio web survivingmold.com para obtener ayuda adicional.

Para la Casa

La prueba ERMI, siglas de Environmental Relative Moldiness Index (índice relativo de moho ambiental), analiza el polvo asentado en los edificios para determinar las concentraciones de ADN de las distintas especies de moho. Las puntuaciones del ERMI oscilan entre -10 (bueno) y +20 (malo). La mayoría de las personas con CIRS con un C4a elevado no pueden tolerar una puntuación ERMI superior a +2. Otra prueba de moho es el HERTSMI, acrónimo de Health Effects Roster of Type-Specific Formers of Mycotoxins and Inflammagens (Lista de efectos en la salud causadas por activos de tipos específicos de micotoxinas e inflamógenos), que analiza la muestra de polvo suministrada para detectar cinco especies de moho. La prueba ERMI detecta treinta y seis especies de moho, incluidas las cinco del HERTSMI. Por lo tanto, el ERMI es más completo y también incluye pruebas de micotoxinas que podrían revelar especies no evidentes en el HERTSMI. Existen otras opciones, como los cultivos de moho. Empresas como ImmunoLytics ofrecen un análisis de placas de cultivo que indican la especie exacta de moho. Aunque estos cultivos pueden ayudar con los esfuerzos de remediación, en gran medida no son tan útiles y menos cuantitativos como los resultados que lanzan HERTSMI y ERMI. Ambos kits de pruebas pueden solicitarse a la empresa Mycometrics. Además de estas medidas, también puede ser útil una simple prueba olfativa. Si percibes un olor fuerte, creado por los COV (componentes orgánicos volátiles) del moho, debes realizar más pruebas. Cuando tomes la decisión importante de mudarte, debes consultar a un profesional con experiencia en ambientes interiores (IEP, por sus siglas en inglés) de tu zona. Un IEP es un experto en la ciencia de la construcción, y puede realizar una evaluación exhaustiva de la zona para detectar la posibilidad de moho u otro tipo de exposición tóxica. Para localizar un IEP certificado en tu ciudad, puedes visitar www.acac.org/find.

Se anima a los lectores a pedir una prueba ERMI para el lugar donde viven, ya que algunas personas han pasado por ciclos de tratamiento de Lyme sin saber que están afectados por el moho y sólo ven alivio cuando se retiran de un ambiente mohoso.

QUÉ HACER

Encontrar un entorno limpio y libre de moho debería ser lo primero en la lista de verificación cuando se sigue un tratamiento. Si una persona debe tratar el moho o las micotoxinas del moho antes en lugar de después del tratamiento de Lyme, depende típicamente de lo bien que esté manejando su actual carga de desintoxicación. Si darle prioridad por encima del tratamiento de Lyme es una decisión difícil de tomar, y depende del historial de tu enfermedad y el inicio de los síntomas. Las pruebas musculares pueden ser útiles para determinar tu problema principal con la ayuda de un profesional experimentado.

La evitación extrema del moho, el concepto de alejarse de la exposición, puede ser útil y puede estar justificada temporalmente o durante un período más largo para los casos más extremos. El libro *A Beginner's Guide to Mold Avoidance (Guía para principiantes sobre cómo evitar el moho)* explica medidas más drásticas y prácticas para evitar la exposición al moho.

Los pasos para hacer frente al moho pueden resumirse de la siguiente manera:

1) Aléjate de la exposición trasladándote o rehabilitándote.
Basándote en los resultados de las pruebas mencionadas anteriormente, tendrás una mejor idea de si el moho está contribuyendo a tu marco sintomático, y puede que tengas que considerar la mudanza o la rehabilitación. Por desgracia, la conclusión es que, si estás constantemente en un ambiente mohoso, tu viaje de curación será cuesta arriba, y puede que no seas capaz de sanarte completamente. Además, cuando te expones a un ambiente mohoso, lamentablemente las esporas pueden adherirse a las pertenencias, por lo que, al mudarte, esto podría significar dejar atrás la mayoría de tu ropa. Los lugares que pueden ser particularmente problemáticos respecto al moho son los fregaderos, las unidades de aire acondicionado y las lavadoras. La limpieza del moho requiere un enfoque especial, ya que algunos limpiadores, como la lejía,

podrían empeorar el problema. Los productos de CitriSafe, como los limpiadores, sprays y detergentes, pueden ser útiles.

2) Tratar con antifúngicos para eliminar el moho que se está colonizando.

El sistema inmunitario de una persona con Lyme puede no ser capaz de mantener bajo control la colonización de moho. Así que puede que necesites probar diferentes antifúngicos durante varias semanas para tratar la colonización en el tracto gastrointestinal, los pulmones o los senos paranasales, revisando la dosis y rotando potencialmente los antifúngicos con un profesional experimentado.

3) Ayudar al organismo a eliminar las micotoxinas.

Las micotoxinas del moho pueden eliminarse con aglutinantes, como la arcilla, la chlorella y el carbón vegetal, entre otras muchas opciones. Qué aglutinantes serán más útiles dependerá de qué micotoxinas sean el mayor lastre. Para obtener una lista de aglutinantes que funcionan para tipos específicos de micotoxinas del moho, consulta el libro *Toxic (Tóxico)*. Cuando utilices aglutinantes, ten en cuenta que pueden recoger y remover las toxinas, por lo que es posible que sientas los efectos de este movimiento.

Es importante consultar a tu médico de Lyme antes de crear un plan, ya que estos aglutinantes también pueden interferir con los antibióticos y robarle al cuerpo preciadas vitaminas solubles en grasa. Además, la desintoxicación de moho puede ser demasiada carga para una persona con Lyme que ya está luchando para desintoxicarse de endotoxinas o toxinas que se crean dentro del cuerpo a partir de microbios y, como mínimo, puede que requieras otro apoyo hepático o la apertura de vías de desintoxicación como se describe más adelante en este libro.

Ten en cuenta que tu MEL puede no ser el médico adecuado para dirigir tu plan de desintoxicación de moho, y puede que necesites buscar un médico especialista que pueda tratar tu alergia. En algunos casos, los MEL pueden incluso restar importancia a los efectos del moho. Para obtener más información sobre cómo abordar el moho, el libro de la Dra. Jill Crista *Break the Mold (Rompe al moho)* es una guía concisa de las opciones de tratamiento que utilizan una ruta no farmacéutica a base de hierbas. Hay mucho que se puede hacer para evitar que el moho se convierta en un problema a largo plazo con medidas que son sencillas de aplicar, como el uso de un deshumidificador. Para más información, el curso online del Dr. Sandeep Gupta resume la enfermedad del moho y desmitifica el concepto en torno al CIRS con el que muchas personas con Lyme tienen problemas.

FILTROS DE AIRE

Si su casa tiene una puntuación ERMI alta, las opciones son la rehabilitación o el traslado, ya que los filtros de aire no son una solución a largo plazo para un problema de moho constante. Sin embargo, durante el proceso de tratamiento, tendrás una mayor sensibilidad al moho o contaminantes ambientales, por lo que un filtro de aire de alta calidad debe ser priorizado. Incluso después de tu viaje de Lyme, los filtros de aire de calidad son generalmente aconsejables, ya que cada día respiramos más de 15,000 L de aire. Pueden ser especialmente útiles como solución temporal cuando se viaja o entre mudanzas.

Incluso si crees que el moho no es un problema significativo para ti, a medida que avanzas en tu tratamiento de Lyme, que podría durar de meses a varios años, es probable que tengas una exposición al moho si viajas, te mudas, o simplemente en tus actividades cotidianas (incluso puede que ya estés expuesto en tu casa). Serás menos capaz de lidiar con el moho, comparado con cuando no estás controlando activamente los microbios de Lyme. Así que teniendo una mayor conciencia y utilizando filtros de aire, disminuirás cualquier posible toxina ambiental y la cebolla proverbial de tu curación tendrá una capa menos que quitar. Muchas personas que han estado en remisión de los síntomas de Lyme pueden experimentar una recaída cuando se enfrentan a una exposición repentina al moho.

El moho se reproduce creando esporas cuyo tamaño varía entre 2 y 100 micras. A modo de comparación, una hebra de cabello humano tiene un diámetro de entre 17 y 181 micras. La siguiente lista describe los principales filtros residenciales que están en el mercado actualmente, que han demostrado en estudios y pruebas de laboratorio independientes que limpian eficazmente y, en algunos casos, eliminan las esporas de moho. Estos filtros varían en precio y cobertura por metro cuadrado.

MODELO DE FILTRO	TECNOLOGÍA	UV
IQAir	Filtro HyperHEPA patentado para eliminar las esporas de moho y filtrar todas las partículas.	No
High Tech Air Solutions	Filtros propios con lámparas UV-C. La empresa vende unidades más grandes para instalar en casa o en un negocio.	Sí
Air Doctor Pro	Filtros de varias capas, incluido un filtro UltraHEPA.	Sí

MODELO DE FILTRO	TECNOLOGÍA	UV
Molekule	Oxidación fotoelectroquímica o filtro PECO, que utiliza reactivos libres radicales para descomponer los contaminantes, incluidas las esporas de moho, las bacterias, los virus y otros alérgenos (se recomiendan las versiones distintas de la mini por la opción de desactivar la función Wi-Fi).	Sí
EnviroKlenz	Purificador de aire UV que expone las esporas de moho a las luces UV-C por encima del filtro HEPA.	Sí
Hypoallergenic Air	Varias tecnologías patentadas que reproducen los equilibrios iónicos del aire exterior para impedir el crecimiento de moho y agentes patógenos tanto en el aire como en las superficies.	Sí
Austin Air	Filtro HEPA de cuatro etapas de grado médico y carbón activado.	No

Aunque no es un filtro, un difusor de propóleo puede ser útil, junto con generadores de ozono que pueden reducir la carga de esporas en un espacio (hay que tener cuidado para evitar respirar el ozono y encender los generadores cuando la habitación no está ocupada). Para situaciones temporales, pueden ser útiles los productos CitriSafe o EC3, como velas y dispensadores que emiten un concentrado seguro e inodoro que ayuda a reducir el moho y a equilibrar el ambiente.

METALES PESADOS

Los metales pesados también pueden impedir la capacidad de curación del organismo, ya que éste se centra en metabolizar los metales en lugar de combatir las infecciones. Los altos niveles de aluminio son comunes en el caso del Lyme. El aluminio actúa como combustible para el Lyme, mientras que el mercurio es el otro culpable y puede perjudicar al sistema inmunitario. Las fuentes típicas de mercurio son el marisco, las amalgamas (tuyas o de tu madre), las vacunas u otros implantes.

Para determinar tus niveles de toxicidad por metales pesados, puedes hacerte análisis de sangre como de orina (con Great Plains). Algunos metales salen mejor en la orina, otros en las heces y otros en el pelo. En cuanto al análisis del pelo, dos centímetros del pelo más cercano al cráneo representa la exposición en las últimas cuatro a seis semanas. Si no se muestra toxicidad de un metal específico, no significa que no haya sido un problema. Aunque ligeras elevaciones pueden indicar toxicidad, un análisis de sangre no suele ser indicativo, ya que los metales permanecen en la sangre sólo durante breves periodos y luego pasan a otras zonas. El cuerpo intenta mantener constantes los niveles de minerales y metales en la sangre y lo hace moviéndolos dentro y fuera de los tejidos. Por lo tanto, los niveles en sangre no indican lo que realmente hay almacenado en los tejidos, la grasa y los huesos. Muchos metales, incluyendo el mercurio, se almacenan en los tejidos, especialmente en las grasas. Si una prueba de metales pesados en orina no es provocada (lo que significa que no estás forzando la liberación de metales), no será muy útil para mostrar la verdadera carga de metales pesados en el cuerpo. Por lo tanto, una prueba más precisa sería un análisis provocado de orina con DMSA o EDTA. La forma más precisa de examinar la carga de metales pesados es haciendo un test de orina a través de una empresa llamada Doctor's Data y provocando la excreción. Esta prueba se hace en casa y necesita ser hecha bajo la guía cercana de un practicante experimentado. Sin embargo, la mayoría de las personas con Lyme no serán capaces de manejar esta prueba, incluso bajo la guía de un profesional experimentado, ya que su capacidad de desintoxicación general puede ser limitada.

Una prueba DMSA, por ejemplo, que mostrará la toxicidad del mercurio, no se recomienda para alguien con capacidades de desintoxicación deterioradas. También es controvertido porque existe la preocupación de que el mercurio pueda redistribuirse por todo el cuerpo. Además, un análisis de orina es limitado para alguien que no excreta bien las toxinas. El análisis de metales pesados también es complicado si la carga de parásitos es alta, ya que los parásitos pueden albergar varias veces su peso en toxinas, incluidos los metales pesados. Por lo tanto, si tienes problemas de parásitos, los resultados de la prueba de metales pesados pueden ser imprecisos. Teniendo en cuenta estos problemas con los análisis de orina y sangre, otra herramienta llamada OligoScan, que utiliza espectrofotometría, puede ser muy útil. El OligoScan utiliza el principio de que los compuestos químicos absorben, emiten o reflejan la luz (radiación electromagnética) en un determinado rango de longitudes de onda para determinar las cantidades de oligoelementos, minerales y metales pesados en todo el organismo. Un OligoScan no es invasivo y consiste en un dispositivo que escanea tu mano en menos de un minuto.

A menos que los números de metales pesados sean significativos o haya un historial significativo de exposición (como amalgamas dentales), la mayoría de los practicantes priorizarán la reducción de Lyme y coinfecciones primero y se ocuparán de los metales pesados más tarde.

SALUD GASTROINTESTINAL

Para los médicos naturópatas, todas las enfermedades empiezan en el intestino. Se calcula que tenemos entre 50 billones y 70 billones de células humanas, que palidecen en comparación con los 1,4 mil billones de bacterias y 10 mil billones de hongos que forman parte de nuestro microbioma. Tras el Proyecto Microbioma Humano en 2007 por los Institutos Nacionales de Salud, tenemos una comprensión más profunda de la complejidad de los microbios que viven en nosotros. Podemos apreciar el hecho de que el cuerpo humano tiene diez veces el número de células microbianas que de células humanas y que estos microbios, aunque no se comprendan del todo, desempeñan un papel clave en nuestra salud general. Aunque el intestino está dentro del cuerpo, da al exterior, como la piel, con microbios que viven tanto dentro del cuerpo como en la superficie. El microbioma es una capa que recubre la superficie del ducto digestivo, la cavidad bucal, los senos paranasales, el canal vaginal en las mujeres, debajo de las uñas y en la superficie de nuestra piel, y estos microbios desempeñan un papel en la producción de vitaminas y hormonas, la regulación del estado de ánimo, los antojos, la regulación inmunitaria y la expresión genética. Aunque el intestino humano se forma a partir de la exposición a los microbios en las primeras etapas de la vida, el estado de salud, la genética y los factores ambientales locales, es mucho lo que se puede hacer para mantener un microbioma sano.

Cuando tomes antibióticos, debes tomar un buen probiótico de más de 50 mil millones de cultivos vivos. Cada vez que tomes un antibiótico, debes tomar también un probiótico una o dos horas después del antibiótico. Sin embargo, para apoyar plenamente el microbioma intestinal, no es aconsejable depender completamente sólo de los probióticos. También debes incorporar a tu dieta una variedad de probióticos procedentes de los alimentos, como chucrut, kimchi, kéfir, yogur u otros alimentos fermentados, así como fibras prebióticas. Sin embargo, presta atención al contenido de azúcar en la kombucha, ya que puede ser demasiado alto. Además, muchas personas con Lyme sufren de intestino permeable, que es una condición donde las lagunas en el revestimiento intestinal permiten que las bacterias y otras toxinas pasen al torrente sanguíneo, lo que causa inflamación adicional. Un atajo para prevenir y abordar el intestino permeable es a través de la eliminación de granos y legumbres. También son útiles para tratar el intestino permeable los alimentos que ayudan a reparar el revestimiento intestinal, como el colágeno presente en el caldo de huesos y bebidas de aloe vera. En la mayoría de los casos, es aconsejable seguir una dieta paleo. Sin embargo, debes evitar los alimentos a los que tu cuerpo es reactivo o sensible. Asegúrate de ingerir suficiente fibra en tu dieta, ya que no sólo te nutrirá, sino que también ayudará a tu salud intestinal. Aunque se desconoce la cantidad exacta de fibra adecuada para favorecer la salud intestinal, las investigaciones demuestran que lo óptimo es una mayor variedad de fibra soluble e insoluble. Los estudios demuestran que el microbioma se desarrolla bien si se añade una verdura nueva al día, hasta un total de treinta y dos variedades de verduras al mes. Una prueba llamada GI Map de Diagnostic Solutions ofrece una panorámica de la salud de tu intestino y puede indicarte si tienes más bacterias intestinales dañinas que buenas, lo que se conoce como disbiosis. Esta prueba también puede indicar si tienes parásitos específicos o problemas de intestino permeable. Hasta que resuelvas la disbiosis, las enzimas digestivas durante las comidas pueden ser útiles, ya que una ecología intestinal disbiótica inhibe la secreción de enzimas del intestino delgado y la producción de bilis en el estómago, el páncreas y el hígado. Cuando se complementa con enzimas digestivas, los alimentos se asimilan mejor y los nutrientes están más fácilmente disponibles. Como estos órganos digestivos no están tan ocupados produciendo enzimas, pueden centrarse más en la desintoxicación de microbios y toxinas y en la reparación de tejidos.

En efecto, una buena digestión y la salud intestinal dan un respiro al hígado, previenen y reparan los daños causados por los antibióticos y aumentan la fortaleza inmunitaria. Una parte sustantiva de tu sistema inmunitario se debe al intestino, ya que tiene muchas funciones. El microbioma representa una parte enorme del proceso de desintoxicación y puede afectar desde el estado de ánimo hasta las capacidades cognitivas. El intestino y el cerebro están conectados a través del nervio vago y se comunican entre sí. Si uno no está contento, el otro tampoco lo estará. Muchos nutrientes y neurotransmisores se producen en el intestino. Por ejemplo, el intestino produce 400 veces más melatonina que el cerebro. Así que, a medida que sane tu intestino, tu necesidad general de suplementos puede disminuir. Además, parte de tu recuperación irá de la mano de la salud intestinal. De hecho, al tratar los microbios, el intestino se curará más rápidamente.

PARÁSITOS

Si vives en nuestra sociedad moderna, es probable que tengas parásitos; sobre todo si comes carne, sushi, y verduras sin lavarlas adecuadamente o crudas, o si tienes un perro. Algunos parásitos se consideran no patógenos y no suelen ser tratados por la medicina convencional. Los parásitos también pueden desempeñar una función útil dentro de nuestro cuerpo, como confiscar toxinas. Sin embargo, con Lyme, estos parásitos pueden añadirse a la carga general del sistema inmunológico y también albergar espiroquetas de Lyme junto con otras bacterias. Los parásitos también suprimen tu sistema inmune innato (y cambian tu sistema inmune a un estado llamado dominancia TH2).

Por estas razones, muchos médicos holísticos optan por tratar los parásitos antes que el Lyme y sus coinfecciones. Al tratar los parásitos, ten en cuenta que la *Babesia* es un protozoo parásito, y los mismos antimicrobianos pueden tener actividad contra la *Babesia*. Y viceversa, un protocolo contra la *Babesia* puede tener actividad sobre los parásitos. Los síntomas de los parásitos pueden ser variados e incluir heces anormales, irritabilidad, hiperactividad, fatiga, brotes de síntomas durante la época de luna llena, barriga inflamada, dolores de panza, comezón en el recto, cuerpos flotantes en el ojo, visión borrosa y antojos de comida.

En las culturas tradicionales de todo el mundo, la gente toma hierbas antiparasitarias de forma preventiva y para su mantenimiento. En la sociedad moderna, hemos perdido en gran medida estas prácticas, como acompañar nuestras comidas con especias y amargos. Sin embargo, en algunas culturas culinarias, como con el sushi, se siguen utilizando el jengibre y el wasabi. En la medicina china, una recomendación común es comer principalmente alimentos tibios o calientes. Aunque esto ayuda a asistir al bazo, otro beneficio de la comida caliente es evitar parásitos y gusanos que podrían introducirse con la comida cruda. Durante el tratamiento, hay que extremar las precauciones, ya que el organismo está trabajando mucho y tiene menos capacidad para protegerse de nuevos patógenos. Incluso con las verduras del supermercado, se recomienda limpiarlas adecuadamente con bicarbonato, HOCl o vinagre antes de prepararlas.

Por desgracia, en el mundo occidental actual, los parásitos son casi un tabú y se piensa que sólo son problemáticos cuando se viaja. Sin embargo, los parásitos están en todas partes, no hace falta ir a un país en desarrollo para contraerlos. Tampoco existe un análisis a prueba de balas para detectar todos los tipos de parásitos, ya que pueden vivir en diferentes órganos y tejidos fuera del tracto intestinal. Los análisis de heces como el GI Map sólo pueden mostrar, en el mejor de los casos, los que se encuentran en el intestino y en la muestra. Debido a la baja precisión de los resultados que arrojan las muestras de heces en muchos laboratorios, la investigación parasitológica no ha avanzado en comparación con otros exámenes de microbios. Algunos parásitos no se replican y no son transmisibles, por lo que no se encontrarán ni siquiera en la prueba de heces. Estos parásitos utilizarán el cuerpo como el huésped en que se quedarán para siempre, y dañarán el sistema inmunitario. Genova Diagnostics y Meridian Valley Lab están especializados en la detección de parásitos. Los médicos expertos en pruebas musculares también pueden detectar si los parásitos son factores estresantes importantes.

Al matar a los parásitos, ten en cuenta lo siguiente: a medida que los parásitos son eliminados, sus toxinas, como el amoníaco, las esporas, los metales pesados u otras neurotoxinas, también se liberarán. Así que una limpieza de parásitos debe tener aglutinantes incluidos. La actividad de los parásitos sigue las fases de la luna, ya que los niveles de melatonina y serotonina en el cuerpo cambian, lo que aumenta la actividad de los parásitos. Así que las limpiezas de parásitos alrededor de la luna nueva y la luna llena pueden ser particularmente eficaces cuando se repiten durante varios ciclos lunares o meses.

Más allá del plano físico, los parásitos pueden tener un impacto directo en nuestro comportamiento y pensamientos. Muchas personas que luchan contra los parásitos pueden sentirse identificadas con las relaciones parasitarias descritas en el libro *Cómo evitar a los vampiros energéticos* de Christiane Northrup, MD, y comentan anecdóticamente que cuando aportan intención a sus relaciones, experimentan un progreso curativo.

DISFUNCIÓN SUPRARRENAL

Una función suprarrenal adecuada favorece la función inmunitaria. El estrés suprarrenal puede comprobarse con sencillos kits que recogen muestras de saliva para analizar los niveles de cortisol a lo largo del día. Ten en cuenta que mientras tu cuerpo se enfrenta a la enfermedad, los niveles de cortisol pueden no estar dentro del rango normal y, a medida que te recuperes, las suprarrenales recuperarán su funcionalidad. Con el tiempo y el estrés crónico, las glándulas suprarrenales intentan ayudarnos a sobrevivir de la mejor manera que saben. Las hormonas suprarrenales como el cortisol y la DHEA se reducen a medida que las glándulas tratan de mantenerse al día con la demanda, sobrecargadas con el tiempo. Cuando estas dos hormonas están bajas, aumenta la inflamación y se produce una desregulación del azúcar en sangre. Como resultado, la persona experimenta síntomas de fatiga crónica, dolor, grasa subcutánea alrededor de la cintura y patrones de sueño irregulares. Además, las glándulas suprarrenales gestionan el equilibrio entre el sodio y el potasio. Las infecciones crónicas agotan los electrolitos del organismo, lo que dificulta el mantenimiento de la función hormonal y neurológica normal. Así que durante la recuperación y el tratamiento, los electrolitos de marcas de confianza como Quinton para apoyar la fatiga suprarrenal pueden ser muy útiles.

LEVADURA

Cuando se trata el Lyme no se desea un crecimiento excesivo de levaduras, ya que perjudicará al sistema inmunitario y hará que el Lyme sea más difícil de tratar. La levadura es una parte natural de la flora intestinal, pero puede descontrolarse cuando el sistema inmunitario está comprometido por una infección o una sobrecarga tóxica. La levadura es un hongo insidioso que hace a tu cuerpo lento, y el incremento excesivo puede causar un exceso de producción de citocinas e imitar muchos síntomas de Lyme, tales como:

- Distensión abdominal, aftas, infecciones vaginales
- SII, dismenorrea, endometriosis, mal aliento, dolores de cabeza
- Erupciones cutáneas, infecciones sinusales crónicas
- ITU, dolor de oído, zumbidos en los oídos
- Inflamación linfática, dolores articulares y musculares
- Dolor de tipo ardor (en piel y músculos)
- Mejillas u orejas rojas, rosácea, lengua blanca
- Complexión delgada o más pesada
- Reacción exagerada al azúcar
- Niebla mental
- Fatiga
- Hashimoto (anticuerpos elevados)
- Sensación y apariencia como de estar «ebrio»

La levadura se puede tratar con opciones a base de hierbas, como el ácido caprílico, el aceite de orégano y el ajo, junto con medicamentos recetados como la nistatina y el Diflucan. Además de los antifúngicos, se recomienda seguir una dieta anti candidiasis durante varios meses. La levadura se alimenta de azúcar y prospera en zonas donde el pH no favorece el crecimiento de *Lactobacillus* y *Bifidobacterium*, que son cepas bacterianas saludables que mantienen bajo control el crecimiento de la levadura. Esta dieta de eliminación antiinflamatoria no está pensada para un uso prolongado, aunque la mayoría de los médicos la recomiendan durante al menos seis meses para ver resultados. Muchas tinturas de hierbas y remedios homeopáticos contienen alcohol. Así que, si necesitas tomarlos, la recomendación es mezclar agua caliente con las tinturas para que el alcohol se evapore.

No existe un análisis claro para la candidiasis, pero un buen indicador es una proteína llamada arabinosa en la prueba de ácidos orgánicos de Great Plains. Si la arabinosa sale alta, podría ser indicador de levadura, y podrías considerar un tratamiento. A medida que tratas el Lyme, el sistema inmunológico es más capaz de mantener a raya infecciones oportunistas como la candidiasis.

SALUD DENTAL

Una de las áreas más olvidadas en algunos casos de Lyme es la salud dental. Nos gusta pensar que la salud dental está separada de nuestra salud general. Sin embargo, este pensamiento no podría estar más equivocado. Los nervios de nuestros dientes están conectados directamente al cerebro y cada diente tiene una conexión con diferentes órganos y funciones en un cuerpo. Además, nuestros dientes están a centímetros de nuestro cerebro y tiroides, por lo que, con cualquier infección en un diente o mandíbula, existe el riesgo de que se extienda a otras áreas. La odontología biológica pretende tratar la salud dental como parte de la salud general. Por ello, los dentistas biológicos utilizan materiales biocompatibles que no suponen una carga tóxica importante para el organismo ni crean alteraciones energéticas.

En la década de 1950, Fritz Kraemer, DDS, y Reinhold Voll, MD, determinaron que los dientes infectados pueden afectar a distintos órganos del cuerpo. Utilizando un instrumento de electroacupuntura, el Dr. Kraemer descubrió que cada diente se correlaciona con un meridiano de acupuntura y con los órganos y tejidos correspondientes al meridiano.

TRADITIONAL CHINESE MERIDIAN ORGANS

Top row descriptions (Right side)

Heart, Small Int., Circulation/Sex, Triple Warmer
Right: Shoulder, elbow, hand (ulnar), sacroiliac joint, foot, toes, middle ear, right heart, right duodenum, terminal ileum, CNS, ant. pituitary

Stomach/Pancreas
Right: TMJ, anterior hip/knee, medial ankle
Sinus: Maxillary, oropharynx, larynx, esophagus,
Right side of stomach
#2 parathyroid, #3 thyroid, right breast

Lung/Large Intestine
Right: Shoulder, elbow, hand (radial), foot, big toe
Sinus: Paranasal, ethmoid, bronchus, nose, right lung, right side of large intestine
#4 right breast

Liver/Gallbladder
Right: Post. hip/knee, lateral ankle
Sinus: Sphenoid, palatine tonsil, eye, hypothal., right liver, gallbladder

Kidney/Bladder
Right: Post. knee, sacroiliac joint, post. ankle
Sinus: Frontal pharyngeal tonsil, pineal, Right kidney, bladder, ovary, uterus, prostate, testicle, rectum

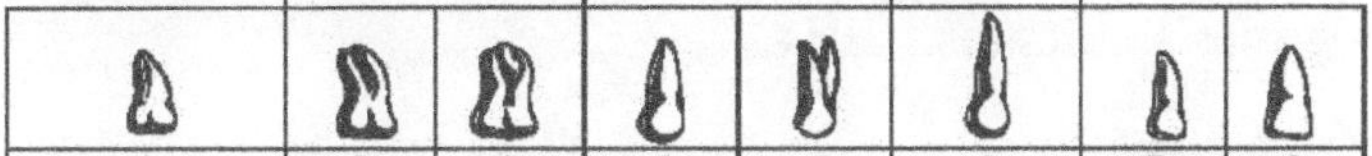

1	2	3	4	5	6	7	8
ASSOCIATED WESTERN MEDICINE JOINTS, ORGANS, AND GLANDS							
16	15	14	13	12	11	10	9

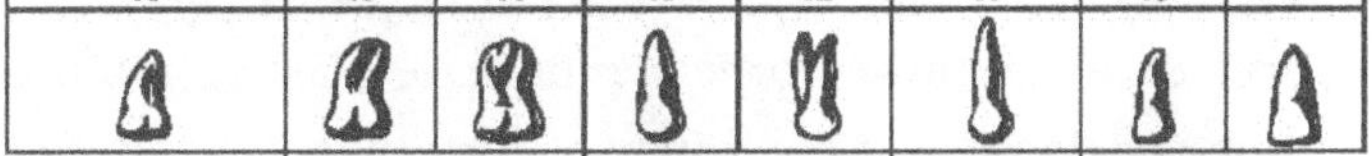

Lower descriptions (Left side)

Heart, Small Int., Circulation/Sex, Triple Warmer
Left: Shoulder, elbow, hand (ulnar), sacroiliac joint, foot, toes, middle ear, left heart, jejunum, ileum, CNS, ant. pituitary

Stomach/Spleen
Left: TMJ, ant. hip/knee, medial ankle
Sinus: Maxillary, oropharynx, larynx, esophagus, left side of stomach
#14 thyroid, #15 parathyroid, left breast

Lung/Large Intestine
Left: Shoulder, elbow, hand (radial), foot, big toe
Sinus: Paranasal, ethmoid, bronchus, nose, left lung, left side of large intestine
#13 left breast

Liver/Biliary Ducts
Left: Post. knee, hip, lateral ankle
Sinus: Sphenoid, palatine tonsil, eye, hypothal., left liver, biliary ducts

Kidney/Bladder
Left: Post. knee, sacroiliac joint, post. ankle
Sinus: Frontal pharyngeal tonsil, bladder, ovary, uterus, prostate, testicle, rectum

---

Second section descriptions

Kidney / Bladder
Left: Post. knee, Sacroiliac joint, post. ankle
Sinus: Frontal pharyngeal tonsil, adrenal, left kidney, bladder, ovary, uterus, prostate, testicle, rectum

Liver/Gallbladder
Left: Post. hip/knee, lateral ankle.
Sinus: Sphenoid, palatine tonsil, eye, ovaries, testes. Left liver, biliary ducts

Stomach/Spleen
Left: TMJ, ant. hip/knee, medial ankle
Sinus: Maxillary, oropharynx, larynx, esophagus, left side of stomach
#21: ovaries, testes, left breast

Lung/Large Intestine
Left: Shoulder, elbow, hand (radial), foot, big toe
Sinus: Paranasal, ethmoid, bronchus, nose, left lung, left side of large intestine

Heart, Small Int., Circulation/Sex, Triple Warmer
Left: Shoulder, elbow, hand (ulnar), sacroiliac foot, toes, middle ear, left heart, jejunum, ileum, CNS, ant. pituitary

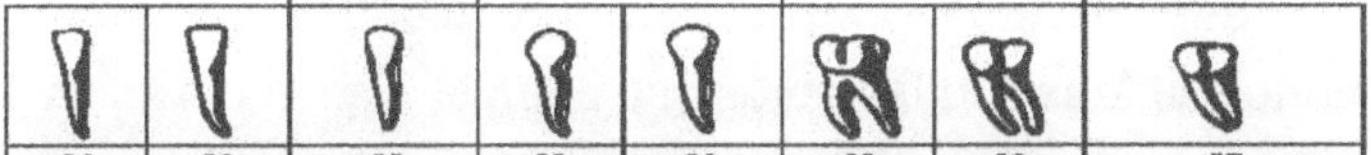

24	23	22	21	20	19	18	17
ASSOCIATED WESTERN MEDICINE JOINTS, ORGANS, AND JOINTS							
25	26	27	28	29	30	31	32

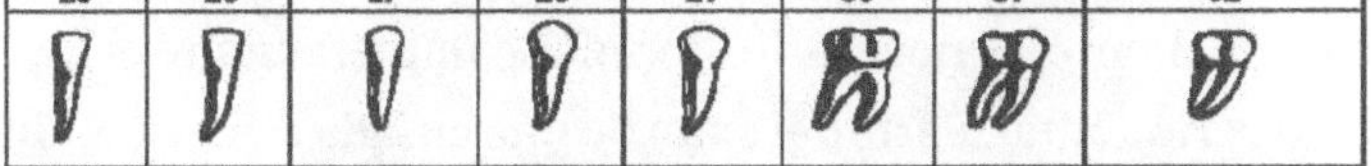

Bottom descriptions

Kidney / Bladder
Right: Post. knee, sacroiliac joint, post. ankle.
Sinus: Frontal pharyngeal tonsil, adrenal, right kidney, bladder, ovary, uterus, prostate, testicle, rectum

Liver/Gallbladder
Right: Post. hip/knee, lateral ankle.
Sinus: Sphenoid, palatine tonsil, eye, ovaries, testes, right, liver, gallbladder

Stomach/Pancreas
Right: TMJ, ant. hip/knee, medial ankle
Sinus: Maxillary, oropharynx, larynx, esophagus, right side of stomach
#28: ovaries, testes

Lung/Large Intestine
Right: Shoulder, elbow, hand (radial), foot, big toe
Sinus: Paranasal, ethmoid, bronchus, nose, right lung, right side of large intestine

Heart, Small Int., Circulation/Sex, Triple Warmer
Right: Shoulder, elbow, hand (ulnar), Sacroiliac joint, foot, toes, middle ear, right heart, right duodenum, terminal ileum, CNS

Las infecciones dentales, desde endodoncias hasta caries, también pueden afectar al nervio vago, que ya podría haber sido deteriorado por coinfecciones de Lyme como la *Babesia* y, como resultado, deteriorar la capacidad de desintoxicación de alguien, como se describe más adelante en este libro.

La mayoría de los problemas dentales se clasifican en las cuatro categorías siguientes.

CAVITACIONES

Esta área de «isquemia crónica» o falta de abastecimiento sanguíneo se denomina con diversos términos, como osteonecrosis, osteomielitis, NICO, etcétera. También puede describirse como infección dental focal. El término *infección focal* implica que, aunque el origen de la infección esté en la boca, la infección puede estar causando síntomas en otras partes del cuerpo, desde el brazo, la tiroides o incluso el corazón. A veces estas zonas no demuestran síntomas. La eliminación de una infección focal debe ser realizada por un dentista biológico capacitado. Desgraciadamente, es muy frecuente que cuando se extrae un diente, parte del ligamento periodontal (que son las fibras que unen el diente a la encía y son propensas a infectarse) pueda reinfectar posteriormente este foco. Por lo tanto, cuando se limpia una cavitación o se extrae un diente, es necesario eliminar completamente el ligamento periodontal. Parte del éxito de una cirugía de cavitación puede incluir L-PRF (fibrina rica en leucocitos y plaquetas) que se obtiene de la propia sangre, ozono para limpiar la zona, láser para acelerar la cicatrización y controlar los síntomas, evitar el uso de vasoconstrictores como los esteroides y remedios isopáticos como AsperSAN y NotaSAN, que muchas personas optan por utilizar en lugar de antibióticos sistémicos.

ENDODONCIAS

Tan sólo en Estados Unidos se realizan aproximadamente 20 millones de endodoncias al año, lo cual representa una gran industria, por lo que cuestionar su existencia es, en el mejor de los casos, controvertido. Cada diente es un órgano dotado de sangre y nervios. Una endodoncia mata al diente. Así que se deja un órgano muerto en la boca, que se convierte en un hotel para todo tipo de microbios anaerobios y parásitos. En una endodoncia, el tejido muerto permanece en canales microscópicos y se convierte en un lastre adicional para tu sistema inmunológico. En la odontología convencional, se cree que el lugar queda completamente limpio. Sin embargo, los médicos se están dando cuenta de que, en la práctica, no es así.

Un estudio publicado por la Academia Americana de Periodoncia descubrió que, en la mitad de los sujetos estudiados, el diente endodonciado y la sangre del paciente contenían bacterias que remontaban al lugar original de la infección. También en la odontología convencional se utiliza el compuesto tóxico gutapercha, que se desborda en las raíces y la matriz nerviosa y luego drena al resto del cuerpo. Debido al popular documental *Root Cause: Hasta la raíz* y a libros como *The Root Canal Cover Up (Endodoncia encubierta)*, hay más conciencia sobre las consecuencias negativas a largo plazo de las endodoncias. Médicos líderes en su campo están empezando a atar cabos. Por ejemplo, el Dr. Thomas Rau, director de la clínica de prevención del cáncer Paracelsus en Suiza, observó que, de 150 de sus pacientes con cáncer de mama, 147 de ellas tenían una o más endodoncias en el mismo meridiano que el tumor canceroso original. Además, se sabe que algunos cardiólogos expertos recomiendan la extracción de dientes infectados mucho antes de que el paciente se someta a una operación de corazón.

En el caso de personas con Lyme, las endodoncias pueden actuar como reservorio de Lyme y coinfecciones y también de otras bacterias patógenas. Por ejemplo, aquí está un resultado de laboratorio de mi diente del conducto radicular (usando un laboratorio llamado DNA Connections) mostrando múltiples microbios de Lyme después de un año de antibióticos y otras intervenciones terapéuticas.

TEST RESULTS

Sample type: #18 Root Canal Tooth

This test utilizes polymerase chain reaction technology to detect the presence of targeted microbial DNA for the causative agent of Lyme disease and common tick-transmitted coinfections. Sensitivity of the test is 1 to 10 microbes with a specificity exceeding 5x10.

The ✓highlighted microbes were detected in the submitted sample:

Borrelia burgdorferi F7

✓B. burgdorferi Osp A-IND

B. burgdorferi Osp B

B. burgdorferi Osp C

Babesia microti

✓Babesia divergens-IND

✓Babesia duncani-NPS

Bartonella bacilliformis

✓Bartonella henselae-NPS

Bartonella quintana

✓Borrelia miyamotoi-IND

Borrelia recurrentis

Ehrlichia chaffeensis

Anaplasma phagocytophilium

NONE

Si no se extrae el diente, estos patógenos permanecen y pueden drenar al resto del cuerpo, complicando el tratamiento y representando una carga para el sistema inmunitario. Los dentistas biológicos expertos observan que algunas personas sólo responden realmente al tratamiento cuando se les extraen los conductos radiculares u otras infecciones focales dentales. La extracción de dientes con conductos radiculares debe seguir los principios descritos anteriormente como parte de una cirugía de cavitación (L-PRF, terapia láser, agua y gas ozono, evitar vasoconstrictores, uso de AsperSAN y NotaSAN u otros remedios homeopáticos). Al planificar cualquier cirugía, se recomienda trabajar con tu MEL y considerar la posibilidad de traer antimicrobianos a bordo, ya que se liberará alguna infección durante el procedimiento.

AMALGAMAS

Cuando se tienen metales diferentes en la boca, se crea una corriente que genera una perturbación electromagnética. Los empastes dentales incompatibles también pueden ser per-judiciales y generar inflamación. Los materiales dentales y los empastes pueden contener BPA, que es un cancerígeno. Incluso una estructura dental que parece relativamente inocua, como una banda de acero inoxidable, puede lixiviar níquel y hierro en tu cuerpo con el tiempo. Los empastes de mercurio se filtran lentamente en la boca, al masticar y beber líquidos calientes. El mercurio se almacena en todo el cuerpo, especialmente en los tejidos grasos como el cerebro. Los empastes de mercurio deben ser extraídos por un dentista experimentado y cualificado. No hacerlo y no tener un plan de desintoxicación adecuado durante la eliminación puede causar mucho daño.

MALOCLUSIÓN

Los problemas estructurales de la mandíbula o una mordida desalineada pueden tener todo tipo de repercusiones en la capacidad de desintoxicación del organismo y en el correcto funcionamiento del sistema nervioso autónomo. Una mala mordida puede tener una cascada de efectos secundarios que afectan a la salud en general, descritos con detalle en el libro *Breath (Respira)* de James Nestor.

QUÉ HACER

Esta sección sólo rasca la superficie de las principales consideraciones relativas a la salud bucodental que pueden o no desempeñar un papel importante en tu situación. Si crees que este tema está afectando a tu salud —por ejemplo, si empezaste a sentirte peor o más sintomático en torno al momento de una intervención dental—, entonces quizá quieras prestar más atención a este tema o indagar un poco más.

Dentista biológico

El espectro de calidad de los dentistas biológicos varía y es posible que tengas que investigar antes de decidirte por uno. Por desgracia, no existen criterios objetivos ni instituciones reguladoras para calificar a un dentista de holístico o biológico. Cuando encuentres un buen dentista biológico, empieza a trabajar con él en todos los posibles problemas de salud dental. Es posible que tengas que viajar para verlos y pagar una prima que incluye tomografías computarizadas de haz cónico adicionales o exámenes que no cubre la odontología tradicional o el seguro. Para obtener orientación sobre las infecciones «focales» ocultas y la salud dental adecuada, la Dra. Louisa Williams ha realizado un extenso trabajo en el área combinando su experiencia en homeopatía y otras modalidades energéticas y ha publicado el libro *Radical Medicine*. La Dra. Williams también explica un protocolo para la cirugía de cavitación y la eliminación de amalgamas.

Pruebas bioeléctricas

Una evaluación de meridianos de acupuntura (AMA por sus siglas en inglés) utiliza un circuito fijo de 2,4 V en el que tu cuerpo, o más concretamente los meridianos energéticos de tu cuerpo, son la resistencia del circuito. Es difícil encontrar profesionales, pero puedes buscar en Internet los que hay en tu zona. Esta técnica puede ser muy útil no sólo para exploraciones dentales, sino de todo el cuerpo para averiguar qué sistemas orgánicos están estresados.

Exploración de haz cónico

Las infecciones dentales furtivas no suelen aparecer hasta que están más avanzadas. Con las radiografías, se debe destruir entre el 30 y el 50 por ciento del hueso antes de que los signos de alarma se hagan evidentes. Sin embargo, se trata de una radiografía negativa, cuando no se aprecia una radiolucidez clara o un agujero negro, pero no significa necesariamente que no haya infección. En su lugar, es necesario hacerse una radiografía de haz cónico. Además de detectar problemas de salud dental, también se puede observar la calcificación de la glándula pineal. Además de la radiografía de haz cónico, una termografía que muestre un aumento del calor puede ser útil para indicar posibles infecciones.

Rutina de salud bucodental

Puedes fortalecer y remineralizar tus dientes, incluso revertir las caries tempranas, a través de sales celulares, sílice, electrolitos Quinton, una buena rutina de higiene dental y la dieta correcta basada en Weston A. Price y descrita en la sección de abajo. Masajear los órganos y la linfa que los dientes infectados pueden estar afectando, como la tiroides, puede ser útil. Mantén el pH correcto en tu boca. Por desgracia, muchas personas beben mucha agua con limón para alcalinizar el cuerpo, lo que puede erosionar el esmalte de los dientes cuando se hace frecuentemente y por períodos prolongados. Para evitarlo, reequilibra el pH de la saliva haciendo gárgaras con agua tibia con sal (y bicarbonato). Sé proactivo y ten buenas prácticas de higiene dental y revisa tu alimentación en busca de vitaminas liposolubles y minerales para remineralizar los dientes, enjuagarte la boca con aceite, etc. No dejes que los problemas empeoren. La salud dental desempeña un papel importante en la salud general.

Enjuague bucal con aceite

Esta técnica es útil para quelar las toxinas liposolubles. Se mantiene en la boca una gran cantidad de aceite de coco o sésamo orgánico durante el mayor tiempo posible, normalmente de tres a diez minutos, y luego se escupe. Durante este tiempo, las toxinas que están presentes en la mucosa oral, así como circulando en los vasos sanguíneos que viajan a través de la mucosa oral, se absorben en el aceite. Esta terapia ayuda a absorber las sustancias químicas tóxicas que viajan en la sangre desde otras partes del cuerpo a su paso. Después de escupir el aceite (asegurándote de no tragar nada), haz gárgaras con sal y bicarbonato de sodio y luego cepíllate los dientes. Puedes realizar esta práctica una o dos veces al día.

Dieta dental

El dentista canadiense Weston A. Price fue pionero en la década de 1930 en una forma de concebir la nutrición para la salud bucodental. A partir de su estudio de las sociedades tradicionales de catorce países diferentes, llegó a la conclusión de que las sociedades con mayor longevidad, mandíbulas sanas y casi ninguna caries tenían en común una dieta rica en nutrientes, con alimentos ricos en vitaminas liposolubles A, D y K2. Desde Weston A. Price, se han publicado otros trabajos que refuerzan sus hallazgos. *The Dental Diet (La dieta dental)*, de Steven Lin, esboza un enfoque moderno para obtener estos nutrientes y explica la ciencia reciente que respalda las recomendaciones. Además, el libro de recetas *Nourishing Traditions (Tradiciones nutritivas)* de Sally Fallon describe detalladamente recetas que incluyen grasas tradicionales (grasas animales limpias, aceite de hígado de bacalao, grasas lácteas, aceite de oliva), frutas y verduras orgánicas, productos lácteos crudos, lácteos y verduras agrias o fermentadas como el chucrut y el kimchi, cereales integrales (remojados o agriados para neutralizar el ácido fítico y las lectinas) y caldos de huesos.

De todos los factores que pueden afectar al proceso de curación, la salud dental y bucal puede ser el más nocivo y sigiloso de todos. Debido a la movilidad del Lyme y sus coinfecciones y a su afinidad por esconderse en el tejido muerto, tu boca puede estar contribuyendo negativamente a tu salud general. Es posible que no respondas adecuadamente a los protocolos de tratamiento hasta que abordes tus problemas de salud dental y bucal. Que éste sea tu caso depende de tu situación. Se anima al lector a buscar un dentista biológico y apoyo adicional si existen preocupaciones basadas en antecedentes dentales.

VIRUS

Muchos virus pueden transmitirse en las picaduras de garrapatas u otros insectos y a menudo no se tienen en cuenta en los protocolos de tratamiento. De hecho, muchos de estos virus ni siquiera tienen nombre y a menudo no son reconocidos por los médicos, que se centran en la bacteria *Borrelia*. Sin embargo, estos virus requieren protocolos de tratamiento muy diferentes. De hecho, algunos médicos también creen que rotar antibióticos es eficaz a largo plazo, ya que varios antibióticos tienen actividad antivírica. Los recientes trabajos sobre retrovirus de la investigadora Judy Mikovits, PhD, en su libro *Plague: One Scientist's Intrepid Search for the Truth about Human Retroviruses and Chronic Fatigue Syndrome (ME/CFS), Autism, and Other Diseases (La peste: La intrépida búsqueda de un científico de la verdad sobre los retrovirus humanos y el síndrome de fatiga crónica, el autismo y otras enfermedades)* arroja más luz sobre este tema que no ha sido bien comprendido y juega un papel importante en la enfermedad de Lyme. Los otros virus que se observan con frecuencia son oportunistas, como el VEB, el CMV y el VPH6, que se activan cuando el sistema inmunitario está sobrecargado. A medida que se trata el Lyme y el sistema inmunitario vuelve a equilibrarse, estos virus suelen ser menos problemáticos.

DEFICIENCIAS NUTRICIONALES

Tu dieta debe tener como objetivo proporcionar los nutrientes de tu cuerpo; sin embargo, tratar con microbios puede agotar los nutrientes y es probable que necesites suplementos. Existen muchos laboratorios para comprobar las deficiencias nutricionales, como NutrEval o SpectraCell. También hay un escáner llamado OligoScan que tarda treinta segundos y te da una visión general de las deficiencias de nutrientes, así como el nivel de toxicidad. Muchas personas con Lyme son deficientes en magnesio, B6, vitamina D, zinc, B12, folato, cobre, y a veces minerales traza, como el cromo, y la mayoría también pueden beneficiarse de la suplementación con yodo integral y selenio para ayudar la tiroides. Las deficiencias pueden provocar dolores musculares y calambres, falta de concentración, mala salud metabólica, fatiga suprarrenal, antojos y ansiedad, entre muchos otros síntomas. Dado que el proceso de tratamiento y recuperación puede agotar los nutrientes, es aconsejable utilizar en algún momento un multivitamínico de buena calidad. A las personas también les va bien una dosis saludable de vitamina D, comprobando los niveles periódicamente. Elige bien tu multivitamínico, ya que algunos pueden causar reacciones debido a las añadiduras o aglutinantes; ve aumentando poco a poco hasta llegar a la dosis recomendada.

Aunque la bibliografía sobre el tema es limitada, existe una afección denominada criptopirroluria (KPU, por sus siglas en inglés) en la que un subproducto de la síntesis de hemoglobina se eleva en la orina. Dado que los HPL se unen al zinc, la biotina, el manganeso, la vitamina B6 y otros compuestos importantes, estas sustancias escasean en el cuerpo. En cuanto a Lyme y enfermedades crónicas, el Dr. Klinghardt ha encontrado que la incidencia de KPU en la enfermedad de Lyme es del 80 por ciento o más, y cree que puede ser una condición hereditaria o posiblemente inducida por infecciones crónicas. Cuando KPU es un problema, hay numerosas implicaciones negativas para el sistema inmunológico y la desintoxicación. Para hacer frente a esta condición, se recomienda un suplemento multivitamínico y mineral como Core S de Biopure, junto con un apoyo para los niveles de cobre. Para obtener más información sobre las pruebas, se recomienda a los lectores revisar el artículo *Kryptopyrroluria (aka Hemopyrrollactamuria): A Major Piece of the Puzzle in Overcoming Chronic Lyme Disease (Criptopirroluria (también conocida como Hemopirrolactamuria): Una pieza importante del rompecabezas en la superación de la enfermedad de Lyme crónica)* por Scott Forsgren.

HIPERCOAGULABILIDAD

Aunque no hayas oído hablar del término *hipercoagulabilidad*, es posible que te enfrentes a él de forma recurrente. Los virus, las bacterias y el moho pueden provocar un estado inflamatorio que desencadene un aumento de la coagulación y dé lugar a la formación de una proteína insoluble en forma de malla llamada fibrina. Los signos y síntomas asociados a la hipercoagulabilidad están relacionados con la disminución del flujo sanguíneo, como el mareo, la disautonomía y el síndrome de taquicardia postural (POTS, por sus siglas en inglés). Para ayudar a aliviar los síntomas de la hipercoagulabilidad, muchos médicos pueden recomendar anticoagulantes a lo largo del proceso de tratamiento del Lyme, que pueden incluir enzimas proteolíticas como la lumbroquinasa, la serrapeptasa y la nattoquinasa. Estas enzimas se recomiendan a menudo ya que reducen la inflamación, pueden potenciar otros antibióticos, y rompen las biopelículas. Aunque puedes experimentar beneficios y una reducción de los síntomas relacionados con la toma de estas enzimas, para abordar la hipercoagulabilidad, al final debes abordar la causa raíz. Al abordar los patógenos más problemáticos, como las infecciones víricas y bacterianas, la hipercoagulabilidad debería resolverse.

6

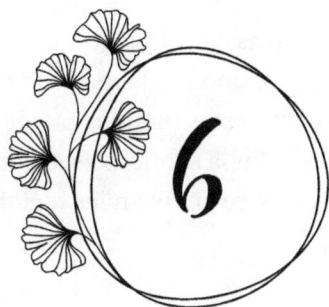

TERAPIAS DE APOYO Y ALTERNATIVAS

Como se ha aludido en capítulos anteriores, la terapia antibiótica no es una panacea. Afortunadamente, existen otras opciones. Si alguien con Lyme sigue el estándar de cuidado (que en el momento de escribir esto son los protocolos antibióticos con MELs) y aún así no obtiene alivio o sólo obtiene algún nivel de alivio, debe buscar soluciones en otra parte por necesidad. Aunque algunas de las siguientes modalidades no son aceptadas o incluso son ridiculizadas en la medicina occidental, la persona que sigue sufriendo los síntomas opta por probarlas ya que el beneficio y la posibilidad de recuperar la salud superan el riesgo.

La siguiente lista es una compilación de algunas de las opciones más eficaces que figuran en el registro de MyLymeData.org. Algunas terapias están pensadas como apoyo o complemento —en otras palabras, no como terapia primaria o independiente—, mientras que otras terapias han ofrecido alguna remisión completa y se han utilizado como modalidad independiente con mucho éxito. Muchas de estas terapias pueden combinarse y aplicarse en paralelo. En la siguiente sección se describen las principales terapias y se analizan las mejores prácticas o consejos asociados.

ACUPUNTURA

No se puede esperar que una única sesión de acupuntura tenga un gran impacto. Más bien se requiere un compromiso continuo de varios meses, normalmente una o dos veces por semana. La acupuntura se basa en los meridianos energéticos y se practica desde hace cientos de años en la medicina china. La clave es encontrar un buen practicante, preferiblemente con experiencia en el tratamiento de la enfermedad de Lyme. Puede ayudar a que los órganos funcionen mejor, estimular la función inmunológica y las funciones de desintoxicación, y ayudar a dormir, entre muchos beneficios; y alivia los síntomas de forma más general, que es una parte importante de la batalla. Especialmente cuando se está pasando por una depuración o tratamientos, la acupuntura regular puede prevenir bloqueos o desequilibrios en tu cuerpo para desintoxicarse correctamente. La acupuntura ayuda a corregir una serie de problemas, desde la parálisis de Bell hasta ayudar a curar tejidos dañados.

OZONO

El ozono, aunque actualmente no está respaldado por la FDA en los Estados Unidos, se utiliza en muchas otras partes del mundo para una variedad de casos. El ozono puede ser administrado de diferentes maneras dependiendo de dónde se encuentra la dolencia o qué órganos estés buscando afectar. Para utilizar el ozono por vía intravenosa, es importante trabajar con profesionales experimentados y capacitados, ya que existen riesgos. Uno debe ir aumentando la dosis hasta el nivel gamma (una medida para la concentración de ozono) junto con la cantidad de sangre tratada. Normalmente, los tratamientos pueden ser dos veces por semana, durante varias semanas, hasta ver alivio de los síntomas. Usando el ozono por vía intravenosa, puedes estimular el sistema inmunológico hasta en un 400 por ciento para producir las moléculas de citocinas que el cuerpo utiliza para combatir las infecciones, y puede promover la función inmune TH1, de la que muchas personas que lidian con infecciones crónicas obtienen mucho beneficio. Aparte de la vía intravenosa, muchas personas encuentran beneficios en la insuflación rectal o intestinal, utilizando múltiples tratamientos a lo largo de la semana durante varios meses. Algunas personas obtienen tantos beneficios que invierten en un generador de ozono profesional de empresas como Longevity Resources o Simply O3. Anecdóticamente, muchas personas experimentan una tremenda recuperación con el uso frecuente y repetido de ozono rectal o intestinal. Muchos comentan que ésta podría ser la terapia más efectiva y segura que uno puede hacer desde casa. Aparte de la inversión inicial en la máquina, que rondará los 1,000 dólares, los costes son de 20 dólares para comprar un tanque de oxígeno industrial en Home Depot, por ejemplo, que durará de cuatro a seis meses.

Mucha gente piensa que el beneficio del ozono proviene de matar patógenos. Sin embargo, un impacto más beneficioso es la mejoría en la entrega de oxígeno a tus células. Las células inmunes convierten el oxígeno en ozono, peróxido de hidrógeno y radicales libres para destruir patógenos. Cualquier cosa que aumente el oxígeno que llega a esas células las hace más eficaces. La gente también comenta que el ozono les hace sentirse «normales», es decir, asintomáticos. Este recordatorio en sí mismo, sin embargo, puede ser considerado una victoria y vale la pena el tratamiento. No obstante, los síntomas reaparecen cuando los efectos del tratamiento se pasan. El libro *Ozone Miracle (El milagro del ozono)* profundiza en los usos del ozono, concretamente en cómo utilizar esta terapia de forma segura desde la comodidad del hogar.

AYUNO

El ser humano es uno de los pocos mamíferos que no se adentra en el bosque y ayuna cuando está enfermo. El ayuno puede tener enormes beneficios y puede restablecer tu microbioma intestinal y el sistema inmunológico. De hecho, ha habido muchos relatos de personas con Lyme que ayunan durante varios días, como ayunos de siete a diez días varias veces al año y mejoran significativamente sus síntomas o experimentan remisión. Incluso los ayunos de dos a tres días pueden ser significativos para restablecer las bacterias intestinales. El revestimiento intestinal se regenera por completo en tres días. El ayuno también puede ser eficaz para las limpiezas de parásitos en torno a los ciclos lunares. Sin embargo, lo ideal es que los ayunos de varios días se realicen con el asesoramiento de un profesional, en conjunto con la revisión de los análisis de sangre, el control de los niveles de electrolitos y los síntomas. Es aconsejable que busques ayuda profesional y trabajes con un doctor si estás planeando un ayuno más prolongado. Por ejemplo, clínicas especializadas como True North, en California, pueden orientarte y supervisarte presencialmente durante el ayuno. El ayuno también ayuda al hígado, ya que estará libre de otras tareas, como descomponer los alimentos y procesar los nutrientes. De hecho, una limpieza hepática, que puede ser una forma de ayuno, evita las grasas y las proteínas animales, las cuales suponen una mayor carga para el hígado. Por desgracia, los antibióticos y los suplementos deben tomarse con alimentos o grasas, lo que hace inviables los ayunos de varios días. Sin embargo, se puedes intentar un ayuno nocturno de dieciséis horas en el que se desayuna más tarde y se evita comer cuatro horas antes de acostarse. Para quienes el ayuno de agua no sea una opción, o para quienes no tengan un médico que supervise el proceso, una dieta que imite al ayuno, consistente en una alimentación basada principalmente en vegetales y un mínimo de proteínas y grasas, puede producir algunos de los efectos del ayuno.

Además, puede ser beneficioso limitar el período de comidas a seis u ocho horas, lo que también se conoce como ayuno intermitente, con la primera comida a las 11:00 a.m. y la última a las 6:00 p.m. Si estás cansado de hacer un seguimiento, una aplicación de ayuno llamada Zero te ayudará a hacerlo. A la hora de programar un ayuno, ten en cuenta los periodos de estrés, ya que el ayuno en sí es un estrés para el cuerpo. Escucha a tu cuerpo si el ayuno intermitente no te sienta bien o ralentiza tu metabolismo. Puede que no sea adecuado para ti o que necesites hacerlo con menos frecuencia.

HIDROTERAPIA Y EXPOSICIÓN AL FRÍO

Popularizada por el método Wim Hof, la exposición a temperaturas frías tiene varios beneficios. Cuando nos exponemos al frío, nuestro cuerpo dilata y contrae los vasos sanguíneos para controlar nuestra temperatura. Este movimiento de la sangre propaga nuestras células inmunitarias. La terapia de frío también activa tu sistema inmunitario innato. Este es el encargado de combatir el Lyme. Es aconsejable ir aumentando gradualmente la exposición al frío. Para empezar, puedes enfriar el agua al final de la ducha, y luego pasar a baños de hielo. Sumergirse en un baño helado de cero grados durante dos minutos tiene importantes efectos antiinflamatorios que duran varios días. Además, es importante no permanecer demasiado tiempo en el agua fría y calentar el cuerpo después. El método Wim Hof recomienda la postura del caballo, una postura y un movimiento para generar calor y calentar el cuerpo. No realizar ninguna actividad para calentar el cuerpo, como la postura del caballo, o permanecer demasiado tiempo en el agua fría, puede enfermar. Realizar esta práctica de forma recurrente (cada pocos días) o incluso todos los días puede tener un impacto acumulativo y transformador en términos de reducción de la inflamación, lo que ayudará a aliviar los síntomas. Hay una razón por la que las personas se llaman a sí mismos «adictos al hielo», porque la sensación es casi adictiva. La exposición al frío también ayuda al sistema nervioso central y entrena el nervio vago, que activa la rama parasimpática del sistema nervioso autónomo y controla la variabilidad de la frecuencia cardíaca (VFC). Los baños de hielo, las duchas frías o nadar en un lago frío, incluso de forma recurrente, pueden tener un impacto positivo espectacular en el aumento de los niveles de VFC, que es un indicador probado de la salud según múltiples estudios.

Una vez fuera del agua helada, puedes dejar que tu propio cuerpo se caliente, en lugar de meterte en una ducha caliente. Por otra parte, utilizar la terapia de contraste al ducharse (ir de caliente a frío) es útil para la función inmunitaria y aumenta la función de las mitocondrias. No es necesario meterse en un baño de hielo, pero se puede abrir el agua fría al máximo durante un minuto e ir incrementando poco a poco hasta llegar a los dos minutos. Existe un protocolo para la terapia de contraste que consiste en tres minutos en la ducha con agua caliente, seguidos de un minuto de agua fría, alternando de nuevo con agua caliente durante tres minutos, y luego otra vez un minuto de agua fría. En el momento en que escribo estas líneas, se estaba realizando un estudio doble-ciego controlado para cuantificar los efectos de la hidroterapia de contraste en el sistema inmunitario innato de los pacientes con COVID. A lo largo de la historia y en diferentes culturas, se ha utilizado alguna forma de terapia de contraste. Por ejemplo, durante la gripe española, antes de que se dispusiera de intervenciones terapéuticas, la gente utilizaba una versión de hidroterapia de contraste al desarrollar los síntomas. Otro ejemplo son las saunas finlandesas. Un estudio finlandés sobre el uso de saunas cinco días a la semana descubrió una reducción global del 40 por ciento en la mortalidad por todas las causas.

Un beneficio adicional de la exposición al frío es la reducción de la inflamación. Parte de tu trabajo cuando te curas de Lyme es reducir la inflamación, ya que esto te ayudará a controlar mejor los síntomas. Una forma de hacerlo es mediante un simple baño de hielo. Los efectos antiinflamatorios de una inmersión fría en agua de 0°C entre dos y tres minutos pueden durar hasta seis días. Así que ve a tu ritmo; puedes darte una zambullida fría cada par de días. Si el agua no está tan fría, quédate más tiempo. Algunas personas se benefician tanto de la disminución de la inflamación que incorporan la inmersión en frío a su rutina e invierten en productos para la bañera, como Morozko, Furo y Cold Plunge.

BIOENERGÉTICA

«Si quieres encontrar los secretos del universo, piensa en términos de energía, frecuencia y vibración».

—NIKOLA TESLA

Durante miles de años, los curanderos han comprendido que nuestra salud depende de la calidad de la energía que fluye a través de nosotros y compone nuestro cuerpo. La ciencia ha verificado esta idea a través de años de investigación y descubrimientos. Sin embargo, el paradigma de la medicina occidental se desarrolló en el contexto de la industria farmacéutica, y muchas de las terapias energéticas efectivas actuales no son populares o no se han comercializado.

Aunque los sistemas médicos convencionales ven la medicina principalmente a través de la lente de la bioquímica, los humanos somos seres bioelectromagnéticos. El corazón tiene un sistema eléctrico que coordina los latidos de las distintas cavidades para que la sangre fluya hacia donde se necesita en todo el cuerpo. Medimos esa actividad eléctrica con un electrocardiograma (ECG). Del mismo modo, el cerebro irradia constantemente ondas cerebrales que medimos con un electroencefalograma (EEG). Los órganos generan corrientes eléctricas que luego fluyen por los tejidos y, a su vez, también generan campos magnéticos a través de la ley de Ampère dentro y alrededor del cuerpo. Por eso la terapia de campo magnético funciona, porque puede estimular estas corrientes. Cada organismo vivo tiene una frecuencia diferente, una unidad de medida de un ciclo de energía a través del tiempo. Cuando uno se abre a estos conceptos y empieza a pensar en la salud desde la óptica de la bioenergía, en contraposición a la bioquímica, empieza a surgir todo un mundo de nuevas herramientas y terapias. Algunas personas que no han experimentado progresos significativos con los antibióticos han encontrado alivio e incluso una remisión completa en las terapias bioenergéticas.

Otros se arrepienten de no haber incorporado la bioenergética desde el principio como apoyo durante todo el tratamiento, desde pruebas musculares de medicamentos y suplementos, evaluación de meridianos de acupuntura (AMA) para encontrar desequilibrios en órganos, comprobación de sensibilidades alimentarias, hasta terapias innovadoras como LymeStop. A veces lo que el cuerpo necesita es menos: menos suplementos y menos antimicrobianos. En un esfuerzo por manejar la vida diaria y por la desesperación de mejorar, muchas personas acaban tomando una abundancia de suplementos (y más tarde acumulan un cementerio de suplementos) que puede ser agotador para el hígado y los sistemas de eliminación del cuerpo. Las intervenciones que recurren a terapias energéticas y apoyan el sistema inmunitario pueden ser útiles en estos casos. Las diferencias de opinión, incluso entre los médicos más experimentados, sobre los planes de tratamiento pueden provocar frustración, carga económica y falta de progreso. Las terapias bioenergéticas, como las pruebas musculares, pueden ayudar a descubrir los principales factores de estrés y determinar las prioridades de los planes de tratamiento. A diferencia de muchas terapias, desde los antibióticos hasta los suplementos, que pueden estar limitadas por el acceso a lo que hay en el torrente sanguíneo, los efectos de las terapias bioenergéticas pueden penetrar más fácilmente en todo el cuerpo, a través de los órganos, la barrera hematoencefálica y las células. Tras mucho trabajo en medicina funcional y desintoxicación, el Dr. Neil Nathan, ya jubilado, profundiza en las aplicaciones de las terapias energéticas en su último libro, *Energetic Diagnosis:*

Groundbreaking Thesis on Diagnosing Disease and Chronic Illness (Diagnóstico energético: Tesis pionera sobre el diagnóstico de enfermedades y dolencias crónicas), lectura recomendada para el lector interesado en profundizar en estas herramientas.

Dondequiera que estés en tu apertura a la incorporación de estas modalidades energéticas, lo siguiente es una visión general de algunas opciones elegidas por popularidad para apoyar a las personas con Lyme y coinfecciones.

FSM

Los dispositivos FSM emiten niveles de corriente bajos y ajustados a frecuencias específicas que se determinan en función de una amplia gama de síntomas y problemas médicos. La microcorriente emite una corriente de microamperaje, es decir, 1,000 veces menos que la corriente de miliamperios, que es apenas perceptible. El tratamiento suele administrarse a través de electrodos colocados sobre la piel. Los dispositivos FSM están aprobados por la FDA (como una unidad TENS) para la curación de heridas, el control del dolor, y para fines estéticos. El tratamiento es de bajo riesgo y los efectos secundarios suelen desaparecer después del tratamiento. Las frecuencias correctas las determina un profesional experimentado a partir de la observación de cómo responde el cuerpo a ellas. Hay frecuencias destinadas a tratar más de 200 afecciones, desde afecciones comunes como la inflamación, la toxicidad, el dolor muscular o los depósitos minerales, hasta afecciones más específicas como el virus de la polio y la congestión. La FSM es especialmente eficaz para tratar el dolor nervioso y muscular, la inflamación y el tejido cicatricial. Es diferente de otras modalidades descritas en las secciones siguientes. Por ejemplo, la FSM es diferente de la terapia Rife, cuyo objetivo es matar microbios, no tratar la inflamación o el dolor. También es diferente del campo electromagnético pulsado (PEMF), ya que este último funciona a un voltaje más alto y no es específico para diferentes afecciones. Aún no se han realizado investigaciones para documentar los efectos de cada frecuencia, y estos protocolos pretenden sugerir su eficacia y servir de guía. Por ejemplo, los estudios sobre un protocolo específico de microcorriente mostraron un aumento de la producción de ATP de más del 400 por ciento, un aumento de la generación de proteínas del 70 por ciento y un aumento del traslado de aminoácidos del 40 por ciento. Muchos de los estudios sobre FSM han sido encabezados por la Dra. Carolyn McMakin, pionera del trabajo a principios de la década de 1990 y que sigue formando a muchos profesionales. Al igual que muchas de las modalidades analizadas en esta sección, se debe buscar la ayuda de un profesional con experiencia para guiar el tratamiento.

RIFE

En la década de 1950, el Dr. Royal Rife, médico e inventor estadounidense, creó una máquina que, según él, era capaz de destruir agentes patógenos. El Dr. Rife creía que todas las enfermedades tenían una vibración específica, y si se podía atacar esa enfermedad con ondas sonoras a una vibración ligeramente superior, la enfermedad sería destruida. Este concepto es esencialmente cómo funciona la máquina de Rife, con un amplificador, un generador de frecuencia, una caja de condensadores y una bobina de alambre. Emite ondas electromagnéticas bajas que alteran los patógenos individuales, aplicadas a través del contacto con las manos o los pies. La premisa es que todas las afecciones médicas tienen una frecuencia electromagnética, y esta máquina emitirá pulsos en la misma frecuencia para desactivar las células enfermas. No es probable que las máquinas de Rife y otros dispositivos de frecuencia electromagnética de uso doméstico causen riesgos a largo plazo, aunque no se han realizado ensayos clínicos aleatorizados a largo plazo. La frecuencia electromagnética que emiten es muy débil, a veces demasiado débil para penetrar en la piel. Los aparatos de Rife modernos tienen opciones preprogramadas para el Lyme que comienzan primero sobre un terreno general o desintoxicación y más tarde frecuencias que se dirigen y matan microbios específicos. Trabajar con un practicante experto que pueda analizarte energéticamente a través de pruebas musculares, EAV u otras técnicas es útil, ya que la transmisión de las frecuencias es sólo tan buena como saber qué frecuencia aplicar. Aunque hay muchas máquinas Rife disponibles para comprar, este problema (determinar qué frecuencias son necesarias) es la razón por la que muchas personas no llegan lejos en el uso de las tecnologías Rife. La tecnología Rife moderna incorpora biofeedback para evaluar qué frecuencias serían las más necesarias para tu cuerpo.

En los últimos años ha surgido una máquina de Rife más nueva y asequible, llamada Spooky2, que aborda estos obstáculos con un dispositivo accesible al consumidor promedio a un precio más bajo. El Spooky2 tiene tres modos de transmisión: por contacto, sujetando los electrodos con las manos; por ondas de radio transmitidas a través de un amplificador, un tubo o una antena; o por transmisión remota. Cualquiera puede descargarse el software del Spooky2, pero luego debe comprar un generador de frecuencias. Existe un sistema de biorretroalimentación por infrarrojos llamado Spooky2 Pulse que escanea el cuerpo para detectar todos los patógenos, contaminantes y parásitos presentes, lo que ayuda a saber qué frecuencias de las 40,000 opciones de la base de datos hay que utilizar. Aunque Spooky2 es una herramienta poderosa, hay una curva de aprendizaje con su uso y configuración. Existen otras tecnologías Rife, como True Rife y Resonant Light, con un precio más elevado, y han surgido dispositivos adicionales que hacen uso de las frecuencias curativas, como el dispositivo Healy, para simplificar esta tecnología al consumidor medio.

HOMEOPATÍA

Hace unos 200 años, el Dr. Samuel Hahnemann, padre de la homeopatía, propuso la ley de la semejanza, según la cual «lo similar cura lo similar» y los efectos curativos se producen al administrar una pequeña dosis de una sustancia que provoca esos mismos síntomas en dosis mayores. Hoy en día, los conceptos homeopáticos pueden encontrarse en la medicina moderna en la inmunoterapia, por ejemplo. Las diluciones homeopáticas utilizan concentraciones muy bajas a las que incluso puede faltarles una molécula de la sustancia física diluida (que puede ser un mineral, una planta, un medicamento, un animal o un microbio). Aunque pueda parecer que a diluciones tan altas el remedio no sería útil, la huella energética de la sustancia permanece en la dilución líquida o en los gránulos y cambia principalmente el agua, que es la mayor parte de lo que estamos hechos. Se recomienda a los lectores interesados en saber más sobre este tema que consulten el libro *Los mensajes ocultos en el agua*, de Masaru Emoto. Los remedios homeopáticos se pueden utilizar para tratar problemas agudos, controlar los síntomas, apoyar los órganos, promover el drenaje linfático, el sueño, el dolor y el control del estrés. Algunos remedios homeopáticos, como los de la marca Byron White, pueden utilizarse contra microbios específicos y coinfecciones. Un remedio homeopático llamado Nosodes se elabora a partir de microbios muertos, que proporcionan al cuerpo información para gestionar los síntomas creados por el microbio. Aparte de los casos de uso agudo, existe otro campo llamado *homeopatía constitucional*, cuyo objetivo es apoyar a un individuo a largo plazo de una forma más holística con un único remedio personalizado a lo que la persona pueda necesitar. Este método se basa en los miasmas, que son una agrupación de constituciones, temperamentos, características físicas y patrones familiares —entre otras cosas—, que son tendencias dentro de una persona y crean predisposición a la enfermedad. La homeopatía también se distingue de otras terapias porque afecta tanto al cuerpo físico como al cuerpo mental y emocional.

La homeopatía recibe mucho escepticismo en el mundo occidental y no ha sido adoptada en Estados Unidos en comparación con otras partes del mundo como en Alemania o Cuba, por ejemplo. Los que acuden a la homeopatía constitucional normalmente han probado muchas otras terapias y trabajado con muchos médicos antes con poco éxito. A pesar de la disminución del número de escuelas homeopáticas en todo el mundo, este sistema de medicina ha resistido la prueba del tiempo, ya que las personas que utilizan la homeopatía pueden dar fe de su impacto. Para saber más sobre la homeopatía constitucional, los lectores pueden consultar los libros publicados por la Dra. Divya Chhabra y el Dr. Rajan Sankaran, fundadores de esta práctica.

TERAPIA DE SONIDO

La terapia del sonido se ha utilizado en diferentes épocas de la historia en todo el mundo. Hay cámaras de sonido con frecuencias impresas en ellas en las pirámides, por ejemplo, donde la gente solía ir en busca de frecuencias curativas. En sánscrito se utilizaban mantras de yoga desde hace miles de años para obtener beneficios terapéuticos. La ventaja de la terapia de sonido es que los efectos pueden penetrar más completamente en el cuerpo, a través de la barrera hematoencefálica, a diferencia de otras aplicaciones que pueden llegar a un nivel más superficial. En cuanto a las tecnologías modernas, el AmpCoil y el Sentient Element son dos dispositivos de consumo que hacen uso de la curación por sonido.

El AmpCoil y el Sentient Element utilizan frecuencias sonoras emitidas a través de un campo electromagnético pulsado (PEMF, por sus siglas en inglés) para ayudar a que las células vuelvan a «sintonizarse» y resuenen con determinadas frecuencias naturales. Todo en el cuerpo, desde las células y los tejidos hasta los órganos, resuena a una frecuencia determinada. De forma parecida a como funciona un diapasón, al resonar con una frecuencia específica, estas células, tejidos y órganos pueden volver a estar en armonía y reanudar su funcionamiento óptimo. La bobina de biorresonancia se coloca en el cuerpo y una tableta que contiene un programa de software indica a la bobina que vibre a frecuencias específicas. Una grabación de tu voz con la tableta permite al programa de software personalizar las frecuencias electromagnéticas para hacer frente a los déficits de salud con base a lo que tu cuerpo necesita. Estas frecuencias luego vibran a través de la bobina en tu cuerpo y las células para impulsar muchas funciones de flujo sanguíneo, oxígeno, transporte de nutrientes, hasta la desintoxicación. La opción de biofeedback con grabación de voz elimina las conjeturas a la hora de decidir qué frecuencias utilizar, y todas las frecuencias están preprogramadas. Por último, el AmpCoil o Elemento Sentient trabaja para reequilibrar el pH, que en efecto crea un entorno menos favorable para la levadura, parásitos y otros patógenos.

TERAPIA DE LUZ

En la terapia fotodinámica, se utilizan láseres de bajo nivel o baja potencia que no pueden dañar los tejidos del organismo para aplicar luz a determinadas frecuencias con el fin de generar efectos terapéuticos. Estos efectos pueden ser de regeneración celular o pueden tener actividad contra bacterias, parásitos y virus. Existen cuatro colores de láser diferentes y distintas frecuencias en las que pueden administrarse los tratamientos:

Rojo: Promueve un aumento del flujo sanguíneo y una reducción de la presión arterial general.

Azul: Efectos antienvejecimiento y antiinflamatorios, además de mejorar la capacidad cognitiva.

Amarillo: Mejora el estado de ánimo y reduce los efectos de otros problemas anímicos al aumentar la secreción natural de serotonina del cuerpo. El láser amarillo también reduce la gravedad del estrés crónico y favorece la absorción de vitamina D.

Verde: Favorece el metabolismo, la reparación de los tejidos y la hidratación de la piel.

Entre las muchas terapias basadas en la luz y los fotones, destacan algunas: el láser Weber, el dispositivo FREmedica y el láser Bionic 880. FREmedica es un emisor de frecuencia portátil diseñado específicamente para tratar el Lyme crónico y sus síntomas asociados. Existen diferentes ajustes con el dispositivo FREmedica, con diferentes objetivos, desde la desintoxicación, el equilibrio, la ansiedad y el estrés, hasta los ajustes básicos de Lyme. El impacto antes y después puede evaluarse con un dispositivo EAV para determinar el equilibrio/estrés de los sistemas de órganos y meridianos, o con pruebas musculares para determinar signos de estrés microbiano continuo. A diferencia del dispositivo FREmedica, que se centra en Lyme y coinfecciones, el láser Weber puede aplicarse de forma más amplia a otros patógenos, como virus y parásitos. Al momento de escribir estas líneas, estaba en marcha un estudio que trata a pacientes con COVID-19, por ejemplo. El tratamiento puede administrarse por vía intravenosa, intersticial, intraarticular, transcraneal y externa. Para el uso intravenoso, es importante trabajar con un profesional experimentado. También existe un reloj láser que aplica luz a las arterias de la muñeca, con un aplicador para la nariz y la boca donde la persona puede aplicarse el tratamiento en casa. Utilizando un fotosensibilizador para captar la luz, como la curcumina, la riboflavina y la clorofila, el efecto puede matar patógenos mediante luz azul y ultravioleta. Aunque los datos clínicos sobre la enfermedad de Lyme son limitados, los resultados anecdóticos parecen prometedores. Para más información sobre la ciencia, la Sociedad Internacional de Aplicaciones Médicas (ISLA, por sus siglas en inglés) se fundó en Alemania en 2005 como organización de investigación para estudiar la terapia con láser de baja intensidad y ha publicado muchos estudios clínicos revisados por pares. Otro dispositivo biofotónico llamado Bionic 880 se ha utilizado en Europa para tratar la *Borrelia* y las coinfecciones, aunque todavía no es muy popular en Estados Unidos ni aceptado por la FDA. Utiliza remedios homeopáticos o nosodes. Varios médicos, como el Dr. Ingo Woitzel en Alemania, afirman que el porcentaje de éxito es del 90 por ciento tras varias sesiones. Otra aplicación de la terapia de luz, no dirigida a matar microbios directamente, es el uso de luz roja e infrarroja para apoyar la salud mitocondrial. Muchas personas con Lyme notan un aumento inmediato de energía con la terapia de luz roja e infrarroja, junto con una disminución de la inflamación y una mejora del sueño.

MAGNETOTERAPIA

Una novedosa terapia llamada LymeStop utiliza imanes aplicados a determinados puntos del cuerpo para activar el sistema neuroinmune, y crea un reconocimiento de los diferentes microbios. Cada patógeno, desde parásitos, virus, levaduras hasta *Borrelia* y coinfecciones, corresponde a un punto diferente del cuerpo. La presencia del patógeno, o más exactamente su estrés, se detecta utilizando pruebas musculares y luego los imanes, utilizando estos mismos puntos para tratarlo. Este modo de uso terapéutico de los imanes reeduca el sistema inmunitario para que pueda hacer frente correctamente a los distintos agentes patógenos. Tras aplicar los imanes en los puntos correspondientes a los patógenos, durante los meses siguientes se sigue un protocolo de apoyo nutricional y un régimen de desintoxicación. Seis meses más tarde, en una visita de seguimiento, se realiza el mismo procedimiento para comprobar y tratar cualquier infección restante. La técnica no es invasiva y se apoya en el propio sistema inmunitario para realizar el tratamiento, en contraposición a una intervención externa mediante terapéutica. Además, es suave y sólo está contraindicada para quienes llevan marcapasos y para las mujeres embarazadas (debido a la liberación de toxinas por la muerte de patógenos que puede producirse).

PEMF

La terapia de campo magnético pulsado (PEMF) puede ser útil para las personas con enfermedad de Lyme crónica, pues te da el poder de conducir los remedios a las células. Ayuda al funcionamiento de tu cuerpo, ya que los músculos generan una carga electromagnética, y ayuda a los macrófagos y a las células antiinflamatorias a hacer su trabajo. El PEMF reduce tanto la inflamación como el dolor y mejora la circulación. También aumenta el oxígeno en el flujo sanguíneo y ayuda a abrir los canales de las membranas celulares, lo cual permite que los medicamentos, suplementos y remedios a base de hierbas sean más eficaces. Las sesiones de PEMF están disponibles a través de profesionales experimentados o, si se dispone de un presupuesto mayor, el consumidor puede acceder a muchos dispositivos, como la esterilla BEMER, aprobada por la FDA.

GROUNDING

El *grounding* es la práctica de poner literalmente los pies descalzos sobre la tierra; ya sea arena, tierra o hierba. Al caminar descalzo sobre la tierra, el cuerpo capta iones libres de la superficie terrestre que actúan como antioxidantes. Puede que el grounding sea la práctica más sencilla y barata; sin embargo, los beneficios (que van desde la disminución de la inflamación y la ansiedad hasta la mejora del sueño) son significativos. Veintiún artículos publicados y revisados por pares describen los beneficios del grounding para reducir la inflamación, demostrando específicamente que veinte minutos de grounding disminuyen la inflamación celular en un 20 por ciento. Otro estudio de ocho semanas demostró una mejora del sueño y una disminución de los niveles de estrés cuando los participantes practicaban el grounding a diario. El documental *The Earthing Movie: The Remarkable Science of Grounding* (*Earthing, La película: La extraordinaria ciencia de la conexión a tierra*) ofrece una visión general accesible y de alto nivel de esta ciencia. Por desgracia, la mayoría de los zapatos con suela de goma que llevamos nos aíslan del contacto con la tierra e impiden que el cuerpo reciba electrones libres. Sin embargo, se pueden colocar clavijas de cobre en cualquier par de zapatos para obtener un efecto de puesta a tierra. También hay varias empresas que comercializan zapatos y sábanas que proporcionan algún beneficio.

NEUROPLASTICIDAD

«Una enfermedad crónica es un mal hábito del cerebro».

—DR. DIETRICH KLINGHARDT

Tu cerebro puede quedarse atascado en viejos patrones que pueden causar todo tipo de síntomas físicos y psicológicos. Cuanto más te concentras en esos síntomas, más se solidifican esos patrones en tu cerebro. La neuroplasticidad es la capacidad de las sinapsis nerviosas de volver a crecer en función del comportamiento aprendido. Las ramificaciones que transmiten información sensorial se podan para mantener su eficacia. Para recuperar o reforzar una determinada función, hay que exponerse a la experiencia deseada. Repetir la experiencia a lo largo del tiempo y de forma recurrente envía una señal de que estas neuronas son necesarias. Utilizando los principios de la neuroplasticidad, la capacidad de tu cerebro para crear nuevas vías neuronales, puede hacer que tu cerebro deje de utilizar esas antiguas vías y utilice las nuevas. Ciertos síntomas pueden deberse al refuerzo negativo de viejos patrones. Además, hay sistemas, como NeuroQuant, que pueden medir realmente la disfunción del sistema límbico, que analiza una resonancia magnética cerebral y determina el estrés en función del tamaño de la amígdala, la parte de nuestro cerebro que procesa las emociones y los recuerdos asociados al miedo. Así pues, la neuroplasticidad puede utilizarse para corregir viejos síntomas persistentes, mucho después de que los microbios hayan dejado de ser problemáticos.

Programas como el Sistema de Reentrenamiento Neuronal Dinámico (DNRS, por sus siglas en inglés) utilizan este principio para ayudar a personas con síntomas prolongados y persistentes que no han mejorado con otras terapias. El programa DNRS dura seis meses y requiere un compromiso de una hora al día. Muchos médicos recomiendan el programa incluso si no se puede dedicar una hora al día; quince minutos pueden surtir efecto, por ejemplo. Aparte de este tiempo, tendrás que ser consciente a lo largo del día de qué tipo de patrones estás fomentando en tu mente. Es necesario que pongas en práctica a diario lo que aprendes en el curso. A partir del DNRS, se han creado muchos otros programas.

Para quienes no pueden invertir el tiempo necesario en un programa como el DNRS u otros programas que implican un cierto nivel de compromiso de tiempo, existen alternativas, como Cereset y la terapia del Sistema de Neurofeedback de Baja Energía (LENS, por sus siglas en inglés), en las que el reentrenamiento o restablecimiento se te realiza a ti, en lugar de practicar recurrentemente y participar en un proceso de entrenamiento activo. Cereset utiliza una tecnología patentada que escucha las ondas cerebrales de una persona y se las reproduce con sonido. A medida que el cerebro se «escucha» a sí mismo, empieza a relajarse y a reequilibrarse. Este método está respaldado por investigaciones y ensayos clínicos revisados por pares; el tratamiento propiamente dicho se lleva a cabo durante varios días en uno de los centros Cereset de Estados Unidos. Otra modalidad es LENS, que consiste en un programa informático conectado a un dispositivo EEG aprobado por la FDA que mide las ondas cerebrales y estimula cambios bioquímicos mediante ondas de radio aplicadas a través de electrodos. La persona no siente ni hace nada más que permanecer sentada en una silla mientras se aplica al cerebro una señal breve y minúscula. Se denomina *de baja energía* porque las ondas de radiofrecuencia son miles de veces más débiles que a las que se expone el cerebro, por ejemplo, con un teléfono móvil cerca de la cabeza. En una sesión, estas ondas de radio se aplican a determinadas zonas de la cabeza que corresponden a distintas funciones del cerebro. Tanto Cereset como LENS resultan atractivos para quienes no pueden dedicar tiempo suficiente al DNRS. El software y la tecnología para ambos sólo están disponibles en lugares equipados y guiados por un profesional certificado. Ambos tratamientos son seguros y muchas personas afirman haber aliviado sus síntomas tras varias sesiones, por ejemplo, mejorando su ansiedad, estado de ánimo, memoria, sueño y reduciendo el TEPT. Hay muchas otras técnicas de reeducación neural, como la Terapia de Reajuste Neuronal Cuántico (TRNC) con ayuda de un quiropráctico, que funciona para resetear el cerebro de los shocks emocionales y traumas alojados en el sistema nervioso. Utiliza la kinesiología aplicada y un láser frío de mano para determinar qué partes del cerebro están desequilibradas y, a continuación, se emplean diversas herramientas para restablecer esas vías del sistema nervioso. Para quienes busquen opciones autoguiadas en línea más allá del DNRS, el programa de Gupta se centra en reencontrarse con la alegría y pretende reentrenar la amígdala. Otra aplicación en línea es BrainTap, que también puede ser útil para restablecer el sistema límbico.

Sean cuales sean tus necesidades, la neuroplasticidad o reeducación neuronal es un campo emergente, y ahora existen muchas opciones con distintos grados de eficacia para diferentes individuos.

Este campo ha recibido mucha atención en los últimos años y es probable que surjan más métodos. Algunas personas reservan el reentrenamiento neural hasta después del tratamiento, ya que los resultados pueden no ser tan duraderos o *pegadizos*, y otras prefieren que el cuerpo dé prioridad a la energía para la recuperación y el apoyo a la función inmunitaria. Dependiendo de tus necesidades, es probable que haya una opción de reentrenamiento neural que pueda funcionar para ti. Si no has experimentado alivio de ciertos síntomas después de múltiples rondas de tratamiento antimicrobiano, es posible que desees considerar la neuroplasticidad.

CURACIÓN DEL TRAUMA

«Ninguna cura que no comprometa nuestro espíritu puede curarnos».

—VIKTOR FRANKL

Hay un límite finito en la curación de todo tu ser con sólo una intervención física. De hecho, muchas personas dejan para el final la parte emocional o mental de la curación, pero luego se arrepienten de no haberla priorizado antes en su tratamiento. Sin embargo, los traumas emocionales influyen en la salud física de formas difíciles de apreciar. De hecho, el doctor

Dietrich Klinghardt, que ha estado tratando Lyme y enfermedades crónicas durante más de treinta años, cree que hay una correlación entre cuánta toxicidad e infección alberga el individuo con cuánto trauma lleva. Se puede considerar trauma cualquier experiencia que supere la capacidad de la persona para afrontarla, y que el individuo sea incapaz de procesar las emociones como parte de la propia experiencia. El Dr. Gabor Mate señala que «el trauma no es lo que nos pasa, sino lo que ocurre en nuestro interior, como consecuencia de lo que nos ha pasado». Casi todos los seres humanos tenemos traumas no resueltos, que afectan a nuestra salud de formas que ni siquiera notamos. De hecho, un famoso estudio de los CDC y Kaiser Permanente descubrió que aproximadamente el 67 por ciento de los adultos han sido expuestos a traumas. En el libro del Dr. Gabor Mate *When the Body Says No (Cuando el cuerpo dice no)*, se describen detalladamente los mecanismos por los que el trauma puede suprimir la función inmunitaria y afectar a la función celular. En otro libro, *El cuerpo lleva la cuenta*, el autor Bessel Van der Kolk describe cómo los recuerdos traumáticos se diferencian de otros acontecimientos vitales en que los traumas se recuerdan como si se estuvieran experimentando de nuevo. El autor conoció esta perspectiva cuando trabajó con veteranos de la guerra de Vietnam, ayudándoles a reintegrarse en la sociedad al volver de la guerra. Observó que el trauma afecta al funcionamiento normal del cerebro, permitiendo que la parte emocional anule a la parte racional —la corteza prefrontal—, lo cual crea estados de estrés o ansiedad en los que la persona no es capaz de vivir el presente. En resumen, el trauma afecta al funcionamiento del sistema inmunitario y puede dificultar el funcionamiento de ciertos órganos. Afortunadamente, existen herramientas para abordar el trauma que han demostrado su eficacia. En primer lugar, echemos un vistazo a los principales tipos de trauma que pueden ser problemáticos.

INFANCIA

La forma en que un niño experimenta el mundo en los primeros años, hasta los siete, es muy diferente a la de los adultos. De hecho, se ha demostrado que las experiencias adversas en la infancia (ACE, por sus siglas en inglés) pueden influir más adelante en la vida y sentar las bases de una enfermedad. En el momento de escribir estas líneas, hay más de 1,200 estudios revisados por pares sobre la relación entre el estrés infantil y las enfermedades en la edad adulta. La investigación sobre este tema comenzó en 1996 con el Estudio Kaiser Permanente-CDC sobre Experiencias Adversas en la Infancia, conocido como Estudio ACE. En palabras de Bessel Van der Kolk, la capacidad de sentirse seguro es «probablemente el aspecto más importante de la salud mental». Por eso, cuando crecemos con una dinámica familiar que nos hace sentir inseguros, podemos tener dificultades para superar nuestros traumas personales y familiares.

GENERACIONAL

Se ha demostrado que el trauma generacional puede influir en la forma en que un individuo gestiona las enfermedades. La mayor parte de la investigación relacionada con el trauma y la epigenética se lleva a cabo observando el trauma con ratones, y luego, observando cómo responde al trauma la siguiente generación de ratones. Entonces se rastrean marcadores asociados a la enfermedad mental y al TEPT, como el gen FKBP5 junto con otros que afectan a la metilación y a la función inmunitaria.

Como describe el libro *Este dolor no es mío*, de Mark Wolynn, en los modelos ratones se observa que el trauma puede remontarse hasta seis generaciones.

Más allá de los modelos animales, los investigadores han observado los efectos de los acontecimientos de la historia en los individuos y sus generaciones posteriores. Por ejemplo, el trabajo de investigación publicado en 2018 en la revista Proceedings of the National Academy of Sciences in the United States of America (Procedimientos de la Academia Nacional de las Ciencias de los Estados Unidos de América) por tres miembros del programa "Economics of Aging" (Economía del Envejecimiento) de la National Bureau of Economics and Research (Buró Nacional de Economía e Investigación) de Cambridge, Massachusetts, reveló que los hijos de los soldados encarcelados durante la Guerra Civil tenían muchas más probabilidades de morir prematuramente que los soldados de la misma época que no fueron encarcelados. Los estudios también han documentado diferentes respuestas desreguladas al estrés que se transmiten de los supervivientes del Holocausto y de la hambruna holandesa a los nietos. En todo el mundo, algunas culturas han reconocido la importancia de abordar el trauma y han desarrollado prácticas específicas. Por ejemplo, el difunto fundador de la terapia de constelaciones familiares (Family Constellation Therapy) descubrió que en algunas tradiciones existen ceremonias para prevenir el trauma intergeneracional, como en la cultura zulú del sur de África. Cuando se produce un asesinato en una comunidad zulú, la familia del fallecido hace las paces con el asesino. En otras culturas, a esto le podríamos llamar partir el pan.

QUÉ HACER

Incluso estar crónicamente enfermo es una experiencia traumática en sí mismo al tener que ir de médico en médico para que te digan que todo está en tu cabeza, y sentir que le das demasiadas vueltas sin progresar con los médicos; por no mencionar los síntomas psicoemocionales que pueden atormentarte. De hecho, muchos enfermos de Lyme desarrollan una especie de TEPT en torno a sus síntomas y experimentan ansiedad ante las recaídas. Así que, si eres humano, es probable que hayas experimentado traumas, y tu experiencia con el Lyme puede haber añadido otra capa traumática. Afortunadamente, cada vez se investiga más el impacto del trauma y también sobre qué hacer al respecto. La terapia conversacional puede ser útil, pero es limitada en el sentido de que no rompe el patrón de revivir el trauma para traer a la persona a la realidad presente. Las formas de terapia que intentan abordar el trauma pueden ser incluso perjudiciales, ya que pueden animar a la persona a revivir la experiencia. Por eso, para tratar el trauma hay múltiples opciones, como la Desensibilización y Reprocesamiento por Movimientos Oculares (EMDR, por sus siglas en inglés) y los sistemas familiares internos (SFI), y cada día surgen más. La EMDR, por ejemplo, es una forma de terapia del trauma que puede tener un impacto significativo en las personas para ayudarles a procesar su experiencia de recuperación. La EMDR es eficaz y está avalada por la OMS, el Departamento de Defensa y otras organizaciones reconocidas. Diversos estudios clínicos controlados y aleatorizados han evaluado la terapia EMDR; en un estudio específico, el 80 por ciento de las víctimas de traumas dejaron de padecer TEPT tras varias sesiones de noventa minutos.

También existe la SFI, desarrollada por Richard C. Schwartz

en la década de 1980. La SFI considera que la mente está formada por subpersonalidades relativamente discretas, cada una con sus propios puntos de vista y cualidades. Un concepto que diferencia a la SFI de otros métodos es que no hay «partes» malas o negativas. Son simplemente comportamientos que se forman por necesidad, casi como un mecanismo de defensa. Estos comportamientos persisten incluso después de que la persona haya salido de la situación que los provocó o cuando han dejado de ser útiles. La terapia de constelaciones familiares es otra terapia prometedora. Desarrollada por el terapeuta alemán Bert Hellinger, una constelación familiar intenta revelar una dinámica que abarca varias generaciones en una familia y resolver las consecuencias de esa dinámica. Como ha demostrado la ciencia de la epigenética, estos acontecimientos pueden ejercer una poderosa fuerza que afecte a las generaciones futuras. Otro campo emergente para la terapia del trauma son los psicodélicos. En el momento en que escribo este libro, algunos de los científicos e investigadores más respetados de instituciones como Johns Hopkins, UCLA y NYU están haciendo progresos con la terapia asistida por psicodélicos para tratar diversos trastornos mentales. Actualmente, gracias a la legalización en varios estados de Estados Unidos y el trabajo de la Asociación Multidisciplinar de Estudios Psicodélicos (MAPS, por sus siglas en inglés; una organización sin fines de lucro que trabaja para aumentar la concienciación y la comprensión de las sustancias psicodélicas, demostrando su eficacia en ensayos clínicos) se espera que esta nueva modalidad esté más ampliamente disponible en los próximos años a medida que avancen la ciencia y la regulación. A veces el trauma no está claro, y puede que no te des cuenta de que ciertos acontecimientos vitales te han afectado de manera profunda. La Psico-Neurobiología Aplicada (APN, por sus siglas en inglés), desarrollada por el Dr. Dietrich Klinghardt en la década de 1980, es una combinación de técnicas utilizadas para abordar múltiples niveles de curación, incluyendo al cuerpo no físico, el cuerpo mental y el cuerpo intuitivo en este marco. A través de APN, el evento traumático puede ser identificado junto con los órganos afectados y las emociones asociadas con el evento. Al comprender las frecuencias y los órganos implicados, el efecto puede restablecerse con la ayuda de un profesional experimentado. Esta terapia es especialmente útil para quienes no identifican o recuerdan el trauma.

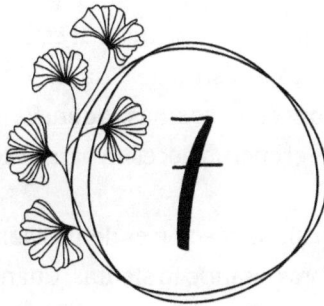

DESINTOXICACIÓN Y DRENAJE

«Dame seis horas para talar un árbol y me pasaré las cuatro primeras afilando el hacha».

—ABRAHAM LINCOLN

Durante el tratamiento de Lyme, tu cuerpo produce una gran cantidad de neurotoxinas o endotoxinas debido a la muerte de las bacterias. Un error común es centrarse demasiado en matar y no lo suficiente en eliminar lo que se está matando. Las toxinas industrializadas, las toxinas de los propios microbios de la enfermedad de Lyme, la acumulación de drogas sintéticas o suplementos, y el estrés de la enfermedad crónica significan que las personas con enfermedad de Lyme tienen una mayor concentración de toxinas acumuladas en su cuerpo que la mayoría de la gente. Así que sus vías de desintoxicación probablemente ya están trabajando horas extras, y la importancia de la desintoxicación no puede ser subestimada. La capacidad de una persona para eliminar toxinas también se debe al estrés emocional, la genética, las elecciones de estilo de vida, el nivel de infección y la exposición prolongada a toxinas. Además, el Lyme inhibe muchas enzimas que el cuerpo necesita para la desintoxicación.

Entonces, ¿cuánta desintoxicación es demasiada? La respuesta sencilla es que lo sabrás cuando lo sientas. Cuando liberas más toxinas de las que tu cuerpo puede manejar, puede que sea demasiada desintoxicación. La recomendación sería dar marcha atrás. El grado en que puedes tolerar el tratamiento corresponde a tu capacidad para eliminar y hacer circular el exceso de toxinas.

ENFOQUE DEL TERRENO

A lo largo de la historia se ha debatido sobre el origen de las enfermedades crónicas. ¿Es el patógeno el culpable o el entorno que permite que el patógeno prospere? Un factor clave que distingue entre la medicina naturista y la convencional es la atención que se presta al terreno del organismo, el entorno del cuerpo que alberga el patógeno. La teoría de los gérmenes promovida por Louis Pasteur, que se remonta al siglo XIX, ha tenido un profundo efecto en el curso de la medicina moderna. Sin embargo, la otra escuela de pensamiento que compartía el colega de Pasteur, Claude Bernard, coincide con Hipócrates en que el «terreno» de nuestro cuerpo es el principal responsable de las enfermedades crónicas. El terreno, o terreno biológico como muchos lo denominan, se considera el entorno general, como el suelo que alimenta y nutre las células del cuerpo. El debate entre estas dos escuelas de pensamiento continúa hoy en día. Aunque cabe destacar que después de todas las idas y venidas entre estos dos grupos, Pasteur reconoció la importancia del terreno en su lecho de muerte, admitiendo: «Claude Bernard tenía razón... El microbio no es nada; el terreno lo es todo». Doscientos años después, la medicina moderna sigue ignorando esta sabiduría y se centra en matar microorganismos cuando lo que más necesitan muchas personas es un terreno más funcional para reequilibrar su organismo. Las siguientes secciones se centran en este tema y en la apertura de las vías de desintoxicación, los canales que utiliza el cuerpo para eliminar toxinas, y en el apoyo a la función de los órganos pertinentes en el proceso.

APOYO HEPÁTICO

De la palabra anglosajona para hígado, *lifer*, parece lógico que la etimología de la palabra *hígado* esté relacionada con «vida». La palabra alemana para hígado es *die Leber*, y el verbo *leben* es «vivir». El hígado es un impresionante caballo de batalla y es fundamental para limpiar el organismo de patógenos y toxinas. El hígado contiene la mitad del suministro de sangre del cuerpo en cualquier momento dado y es el segundo órgano más grande y responsable de cientos de funciones en el cuerpo, incluyendo la limpieza de la sangre, la generación de linfa, la producción de hormonas, la generación de bilis, la absorción de nutrientes y descomposición de las toxinas, entre muchas otras funciones. Para la desintoxicación de Lyme, el hígado desempeña un papel central, ya que etiqueta las toxinas destinadas a salir del cuerpo y las envía al tracto digestivo y a los riñones para su eliminación. Aunque las células del hígado se regeneran cada tres meses, pensar que sus capacidades se regeneran a su función original es una suposición incorrecta. Cuando una persona padece una enfermedad crónica y tiene el hígado sobrecargado, la producción de bilis pasa de sus 800 a 1000 ml. diarios a menos de una taza. Esta disminución de la capacidad afecta a la capacidad de desintoxicación de una persona para excretar vitaminas liposolubles. Por lo tanto, es crucial apoyar al hígado de forma continua, y también explorar la posibilidad de realizar lavados o limpiezas hepáticas.

LIMPIEZA DE HÍGADO

Existen muchas versiones diferentes de la «limpieza de hígado», pero esencialmente consiste en seguir una dieta vegetariana nutritiva con un mínimo de grasas, consumir jugos y sopas que prepararán al cuerpo y al hígado para trabajar, utilizar hierbas que apoyen al hígado y, por último, utilizar aceite, normalmente de oliva, para eliminar la materia de desecho. También se utiliza un tónico de sidra de manzana con limón y pimienta de cayena para preparar y ablandar la materia de desecho. Las hierbas que podrían estar involucradas son chanca piedra y hierba de la moneda de oro que ayudan a romper «piedras» o materia endurecida que puede obstruir los conductos biliares. *The Amazing Liver and Gallbladder Flush (El asombroso lavado del hígado y la vesícula biliar)* por Andreas Moritz entra en detalles sobre cómo realizar una limpieza del hígado. Vale la pena mencionar: el hecho de que este proceso es una intervención natural que no utiliza medicamentos farmacéuticos, no significa que un lavado de hígado es inofensivo. De hecho, existen varios riesgos importantes al realizar una limpieza hepática. Es muy importante seguir la guía de un profesional experimentado que haya sido entrenado y cualificado para guiar a la gente a través de una limpieza del hígado y ser conscientes de que puede estar contraindicado para ciertas personas, especialmente cuando se trata de cálculos biliares, en un protocolo de tratamiento o con una constitución debilitada. Aparte del lavado del hígado en sí, puedes ayudar al hígado de forma continua comiendo alimentos que lo favorezcan, como la remolacha, las hojas de diente de león, la alcachofa y la cebolla. Para ayudar a la digestión, se recomienda empezar a comer con un ácido como el vinagre de sidra de manzana e incorporar alimentos amargos. A veces, cuando estás en una limpieza y tienes que tener cuidado con tu hígado, se aconseja evitar los alimentos difíciles de digerir (como la carne roja).

COMPRESAS DE ACEITE DE RICINO

Cuando el aceite de ricino se aplica tópicamente sobre el abdomen, se absorbe a través de la piel hacia los tejidos. Con el uso del calor, ayuda a conducir el aceite aún más profundamente, para que este sea capaz de aumentar la producción de linfocitos y la circulación del sistema linfático. Usarlo sobre el hígado también estimula al hígado a verter bilis. Las compresas de aceite de ricino son una práctica que puedes incorporar de forma regular sin apenas inconvenientes. El proceso es muy suave, por lo que, si te sientes sensible a las prácticas de desintoxicación más intensas, puedes considerar la aplicación de una compresa de ricino durante sólo veinte minutos. Es importante utilizar aceite de ricino orgánico de alta calidad junto con un paño orgánico.

MOTILIDAD GASTROINTESTINAL

Las toxinas se liberan a través de la exhalación, el sudor, la orina y las deposiciones. Hay dos tipos de toxinas: las hidrosolubles y las liposolubles. Los riñones se encargan de las toxinas hidrosolubles, mientras que el hígado se ocupa principalmente de las liposolubles. Una regla de oro durante el tratamiento es que se debe defecar al menos una vez al día, y si por alguna razón no es así, hay que tomar medidas para que así sea.

He aquí algunas razones por las que podrías tener problemas de motilidad intestinal, y sus correspondientes soluciones.

CAUSA RAÍZ	SUGERENCIAS
Congestión hepática (por reducción o interrupción del flujo biliar o colestasis)	Los ácidos biliares sirven como laxante para mover la bilis estancada. Los alimentos amargos, el TUDCA (ácido tauroursodeoxicólico) y el butirato también pueden ser útiles.
Falta de hidratación	Las heces son un 75 por ciento agua, por lo que debes beber tu peso en onzas dividido por dos. Además, incorpora minerales y oligoelementos, como los electrolitos Quinton.
Sensibilidad alimentaria	Evita las sensibilidades alimentarias y aplica un plan para reducir las fugas intestinales.
Microbioma alterado	Utiliza un probiótico potente, o un probiótico a base de esporas (como MegaSpore), y consume suficiente fibra. Aunque no sabemos la cantidad exacta de fibra que los humanos comían hace miles de años, al menos 30 mg de una mezcla de fibra insoluble y soluble es un buen punto de referencia.
Parásitos	Se recomienda trabajar con un profesional en una limpieza de parásitos.
Tono vagal reducido	Esto puede ocurrir con Lyme y coinfecciones y también en caso de traumatismo.
Falta de ejercicio o inactividad	El ejercicio acelera el tiempo que tardan los alimentos en pasar por el intestino grueso. Caminar incluso diez o quince minutos varias veces al día es útil. El ejercicio aeróbico, como correr, nadar o bailar, acelera la respiración y el ritmo cardíaco, lo que ayuda a estimular las contracciones naturales de los músculos del intestino.

Existen otras causas y enfermedades subyacentes no contempladas aquí, como las hemorroides o el cáncer de colon.

Si has probado las sugerencias anteriores y no has tenido suerte, hay algunos suplementos dignos de mención que pueden ayudar como apoyo temporal, como Bowel Mover de CellCore o suplementos de óxido de magnesio, o incluso vitamina C, café, cacao o ciruelas pasas. Busca cambios en tu estilo de vida o los suplementos que puedan ser la causa, como no hacer ejercicio o no moverte lo suficiente, o abusar de los aglutinantes. Los colónicos y los enemas de café también pueden cambiar tus pautas de eliminación, y alterar la flora intestinal y del colon normal.

AGLUTINANTES

Además, puedes considerar aglutinantes, como el carbón activado, la arcilla de bentonita, el polvo de zeolita y la pectina de cítricos específicamente para ayudar a eliminar endotoxinas y evitar su recirculación. Independientemente de los aglutinantes que se utilicen, las toxinas se recogerán y una parte de ellas será eliminada. Desafortunadamente, no hay manera de evitar esto. Aunque algunos aglutinantes son mejores que otros en este sentido, simplemente sé consciente de que podrías sentir que las toxinas se mueven cuando tomas aglutinantes. Cada aglutinante tiene usos específicos: la zeolita para los productos petroquímicos, y el ácido húmico y fúlvico para el amoníaco liberado por los parásitos y otros subproductos bacterianos, por ejemplo. Las combinaciones de aglutinantes pueden ser útiles, como GI Detox de Biocidin y Ultra Binder de Quicksilver Scientific. Trabaja con un profesional para incorporarlos y asegúrate de tomar los aglutinantes al menos dos horas después de tomar otra medicación. El carbón vegetal sólo debe utilizarse de forma temporal, ya que retiene los ácidos grasos y otros nutrientes valiosos, mientras que la chlorella tiende a no retener tantos nutrientes y es mejor para un uso más prolongado. A la hora de elegir los aglutinantes, es muy importante conocer su procedencia, ya que las algas, las arcillas y el carbón pueden estar contaminados con toxinas, por lo que abaratarlos puede ser peor. Aunque los aglutinantes pueden aliviar los síntomas, ten en cuenta que no afectan a la cadencia de eliminación. Su uso excesivo puede provocar estreñimiento, algo que debe evitarse a toda costa durante el tratamiento.

APOYO PARA EL NERVIO VAGO

La gente puede pasar mucho tiempo atribuyendo los síntomas a otras infecciones cuando, en realidad, lo que está causando muchos de sus síntomas puede ser un nervio vago intoxicado o disfuncional. El nervio vago puede estar funcionando mal debido a toxicidad o infección, lo que puede comprometer muchas funciones, incluyendo la digestión, desintoxicación, recuperación, regulación del dolor y respiración. La palabra *vago* significa errante en latín, apropiado para este nervio que es el nervio craneal más largo del cuerpo y recorre todo el camino desde el tronco encefálico hasta parte del colon; modula la mayor parte de la actividad del sistema nervioso autónomo. Con el tiempo, puede verse afectado por el Lyme y las coinfecciones junto con las infecciones dentales. Cuanto más sano esté este nervio, mayor será el tono vagal y más rápido podrá relajarse el cuerpo.

Los síntomas potenciales de daño o distinción del nervio vago incluyen:

- Dificultad para hablar o pérdida de voz
- Voz ronca o sibilante
- Dificultad para beber líquidos
- Pérdida del reflejo nauseoso
- Dolor en el oído
- Frecuencia cardiaca inusual
- Tensión arterial anormal
- Disminución de la producción de ácido estomacal
- Náuseas o vómitos
- Hinchazón o dolor abdominal

Existen diversas medidas que pueden corregir y ayudar a mantener un tono vagal adecuado:

- Terapia craneosacral
- Ejercicios para el nervio vago descritos en el libro de Stanley Rosenberg *Accessing the Healing Power of the Vagus (Cómo acceder al poder curativo del nervio vago)*
- Exposición al frío
- Respiración profunda y lenta
- Cantar, tararear, corear y hacer gárgaras
- Probióticos o un protocolo de reparación intestinal
- Meditación
- Ácidos grasos, omega-3
- Ejercicio
- Masajes
- Respiración abdominal profunda
- Dormir sobre el lado derecho

Además de estas medidas, existen dispositivos que estimulan al nervio vago: son aparatos eléctricos que pueden estimular el nervio mediante pinzas que se colocan en la zona del cuello, debajo de los lóbulos de las orejas, y donde inicia el nervio vago. Un programa llamado BrainTap afirma apoyar el tono vagal junto con la técnica de liberación emocional (EFT, por sus siglas en inglés).

MODALIDADES DE DESINTOXICACIÓN

Muchos médicos de Lyme recomiendan «desintoxicarte como si fuera tu trabajo», rotando diariamente entre diferentes modalidades de desintoxicación. Las siguientes opciones se enumeran en orden tanto de la eficacia y la intensidad.

SAUNA

Desgraciadamente, las bacterias de Lyme no mueren hasta que el calor alcanza unos 41°C, mientras que algunas de las coinfecciones, como la *Bartonella,* son más sensibles al calor. De hecho, hay una forma de terapia que utiliza el calor (junto con antibióticos) para matar los microbios llamada «hipertermia», donde el cuerpo se calienta a alrededor de 42°C. Este proceso se realiza muy lentamente, bajo estrecha vigilancia y supervisión, ya que conlleva muchos riesgos. Sin embargo, el propósito de usar una sauna es principalmente para la desintoxicación. El calor puede hacer que las bacterias empiecen a desplazarse y, de este modo, hacerlas más accesibles al tratamiento (con antibióticos) o al sistema inmunitario. También es aconsejable tomar los antimicrobianos una hora después de la sauna. La sauna empuja a las espiroquetas hacia el torrente sanguíneo y fuera de los tejidos profundos, a donde pueden ser eliminadas más fácilmente por los antimicrobianos. También es aconsejable utilizar aglutinantes, ya que se movilizarán muchas toxinas. La superficie del intestino es del tamaño de una pista de tenis cuando se extiende, en comparación con la superficie de la piel, que es de sólo unos pocos metros cuadrados. Cuando se suda en una sauna, el intestino pasa por un proceso similar de excreción de toxinas. Por lo tanto, si no se utiliza un aglutinante, estas toxinas se reabsorben. Para evitar esta reabsorción, puedes usar un aglutinante (como chlorella o zeolita) una hora antes, y así el intestino estará revestido con el aglutinante. Aparte del apoyo con su protocolo de desintoxicación de Lyme, las saunas tienen muchos beneficios: aliviar el dolor muscular, disminuir la inflamación, mejorar la claridad mental, aliviar la ansiedad y la depresión, y otros beneficios cardiovasculares.

Empieza poco a poco con las saunas. Luego puedes ir aumentando hasta unas tres veces por semana, de diez a quince minutos al principio, y luego hasta veinte o treinta minutos. Utiliza una toalla para secarte el sudor constantemente y dúchate rápidamente al terminar para aclarar el sudor y que las toxinas no se reabsorban a través de la piel. También se recomienda utilizar una ducha fría después para cerrar los poros y que no se reabsorban las toxinas. Asegúrate de reponer electrolitos; los minerales de aguas profundas y los electrolitos Quinton pueden ser buenas opciones. Si no tienes acceso a una sauna, hay muchas saunas de infrarrojos que puedes comprar. Un factor importante a la hora de buscar saunas es vigilar el riesgo de CEM no nativos. Las saunas portátiles o caseras son una buena opción y no son tan caras como cabría esperar. Therasage y Sunlighten son marcas reputadas con un alto nivel de calidad. Ambas ofrecen modelos de bajo CEM y

COV. Estas saunas portátiles más pequeñas se pueden comprar por unos 1,500 dólares.

MOVER LA LINFA

El estancamiento es el mejor amigo de Lyme, así que es importante que te mantengas en movimiento. Aunque el sistema linfático desempeña un papel tan importante en nuestro organismo, con mucho más líquido que el sistema cardiovascular, es uno de los sistemas del cuerpo que más se pasan por alto. Elimina toxinas y desechos del cuerpo, por lo que cuando la linfa se congestiona, las toxinas se acumulan en el organismo e impiden el funcionamiento celular. Algunas personas utilizan masajes linfáticos, un pequeño trampolín, caminar al menos media hora al día y cepillarse la piel en seco, lo que ayuda a desintoxicarla al aumentar la circulación sanguínea y favorecer el flujo linfático. Además, los remedios homeopáticos como Itires dan cobertura a los riñones, el hígado y el sistema linfático.

ENEMA DE CAFÉ

Un error común es pensar que los enemas de café ayudan al colon cuando, en realidad, su principal efecto es sobre el hígado. Cuando se llena un enema con café y se deja fluir, las venas hemorroidales absorben la cafeína. De ahí sube a la vena porta, que la transporta hasta el hígado y la vesícula biliar. Una vez que el hígado recibe la cafeína y los ácidos palmíticos, reacciona inmediatamente porque la cafeína es un irritante para el hígado. Esta acción hace que el hígado abra sus conductos biliares y empiece a expulsar bilis rápidamente. Dado que las toxinas se almacenan en el hígado, este proceso de drenaje de la bilis del hígado vierte toda la bilis en el estómago para que pueda ser expulsada del cuerpo. Mucha gente se resiste a probar los enemas de café, pero el efecto del movimiento de la bilis y el apoyo al hígado para ayudar a movilizar las toxinas tiene un impacto inmediato y es abrumadoramente beneficioso. Los enemas de café también producen una explosión de glutatión.

Aunque el café es excesivamente beneficioso, según un estudio reciente, el café contiene veintiún metabolitos que protegen el hígado. El café puede ser deshidratante si no estás acostumbrado. Si te haces enemas de café con frecuencia, asegúrate de tomar oligoelementos e hidratarte adecuadamente. Una buena práctica es hacer un enema pre y post con agua o aloe vera para prevenir la deshidratación y asegurar una eliminación más completa. Asegúrate de comprar café orgánico, especial para enemas. Los enemas de café pueden tomar mucho tiempo, por lo que existen alternativas (como los supositorios de granos de café) que pueden tener un efecto positivo similar, minimizando el compromiso de tiempo y también minimizando el impacto en la alteración de la flora del colon, que uno debe tener en cuenta con el uso frecuente de enemas de café.

HIDROTERAPIA DE COLON

Una persona promedio tiene entre 5 y 10 kg de materia fecal estancada en el colon. Aunque un enema de café puede llegar a la parte descendente del colon, una sesión de hidroterapia de colon o un colónico llega a todo el colon. La hidroterapia de colon es un método para eliminar los residuos del intestino grueso sin utilizar fármacos ni productos químicos. En una sesión se diluyen y eliminan las toxinas del colon, lo que mejora la digestión y la salud en general. Puede ayudar con el estreñimiento crónico, diarrea, hinchazón, gases, y el metabolismo lento.

PEDILUVIO IÓNICO

El pediluvio iónico es un baño físico en el que se sumergen los pies mientras una corriente eléctrica de bajo voltaje carga los átomos de las moléculas de agua para atraer y neutralizar las toxinas cargadas negativamente. Así, una corriente continua atraviesa un extremo de una matriz del baño, pasa por el agua y vuelve al otro extremo de la matriz. Se cree que este proceso de eliminación de toxinas carga positivamente el hidrógeno presente en el agua. Esta carga positiva atrae las toxinas con carga negativa presentes en el cuerpo. Durante el pediluvio, el agua empieza a cambiar de color de forma natural debido a la reacción química entre la electricidad y el agua salada, no a causa de las toxinas (es un error común pensarlo). Las toxinas no se vierten en el agua de la tina, por lo que no es importante lo que hay en el agua o de qué color se torna. Después del pediluvio en sí, durante los días siguientes, el cuerpo excretará toxinas. El pediluvio iónico es un tema muy debatido, ya que hay pocos estudios independientes de gran escala sobre su eficacia. Algunos estudios lo desacreditan alegando que no hay una diferencia significativa de toxinas en el agua. Por otro lado, un estudio realizado en 2008 por el Center for Research Strategies descubrió que en los treinta y un participantes que se sometieron a una desintoxicación iónica dos veces por semana durante doce semanas, el nivel promedio de aluminio en sangre disminuyó un 46 por ciento, y el nivel promedio de arsénico disminuyó un 24 por ciento después de las doce semanas. En muchos otros casos, se han realizado estudios para tomar muestras de orina antes y después del pediluvio y la orina mostró órdenes de magnitud en la excreción de toxinas durante días. Se invita al lector a consultar la bibliografía disponible, revisar las contraindicaciones, que incluyen marcapasos, ciertos problemas cardíacos y epilepsia, por ejemplo, y también a hablar con un médico para decidir si los baños de pies son adecuados para su situación.

MASAJES

Los masajes pueden aumentar el flujo sanguíneo de los tejidos musculares y hacer que los antibióticos lleguen a zonas de difícil acceso. Si es la primera vez que te dan un masaje, empieza con una sesión corta y ligera, de menos de treinta minutos, y ve aumentando poco a poco hasta llegar a una sesión más larga e intensa, que puede producir reacciones de Herx. Incluso si no puedes asistir a una sesión, puedes practicar el automasaje, especialmente alrededor de la tiroides (para favorecer las tendencias hipotiroideas, la salud general de la tiroides, liberar toxinas de los dientes, ayudar al drenaje venoso, etc.), así como el pecho y el hígado para el drenaje general.

TERAPIA CRANEOSACRAL

Pocos sistemas en el cuerpo tienen más impacto en el sistema nervioso central que el sistema craneosacral, que consiste en el tejido blando y el líquido que protegen, alimentan y desintoxican nuestro cerebro y la médula espinal. La terapia craneosacral libera las restricciones causadas con el tiempo por toxinas, infecciones, lesiones y otros factores de estrés y permite que todo el cuerpo se relaje, descanse y se autocorrija. Este suave tipo de terapia manual puede crear mejoras dramáticas y libera las restricciones profundas en el cuerpo para aliviar la disfunción y el dolor.

BAÑO DE SALES DE EPSOM

Los baños de sal de Epsom son una forma gentil de desintoxicarse, con dos o tres tazas de sal en un baño caliente. Ten cuidado con la temperatura, ya que un baño muy caliente puede provocar la extinción, puesto que las temperaturas elevadas causarían que los microbios salgan de los tejidos. Añade bicarbonato sódico (un producto limpio sin aluminio) al baño para ayudar a que el magnesio se absorba mejor. Los baños de sal de Epsom también pueden ayudar con los oxalatos. Si te bañas a diario o con frecuencia, es recomendable que utilices un filtro de ducha para evitar absorber toxinas del agua municipal a través de la piel.

RESPIRACIÓN

Muchas personas han desarrollado el hábito de respirar con la parte superior de los pulmones en lugar de hacerlo profundamente desde el diafragma debido al estrés y por costumbre. La respiración superficial restringe el flujo de oxígeno y la liberación de toxinas. Afortunadamente, este hábito puede corregirse con yoga, ejercicios de respiración y meditación. Cuanto más profundamente respiramos, más residuos liberamos y más reducimos los efectos fisiológicos negativos del estrés en nuestro cuerpo. El cuerpo es más ácido por la mañana, por lo que alcalinizarse tiene un enorme beneficio por la mañana y también ayuda con las mitocondrias. Cada vez hay más datos científicos que indican que las enfermedades se favorecen de un cuerpo ácido. Así que las actividades que pueden ayudar a alcalinizar tu cuerpo te ayudarán a ponerlo en un estado de mayor funcionamiento. La respiración Wim Hof o pranayama, por ejemplo, puede alcalinizar tu cuerpo eficazmente.

Esta lista es sólo una muestra de las muchas modalidades de desintoxicación disponibles. A medida que los microbios de Lyme sean menos problemáticos y avances en tu tratamiento, la necesidad de desintoxicarte disminuirá. Aunque la desintoxicación es un compromiso de por vida, ahora estás armado con este conocimiento para cuando surja la necesidad de mover las toxinas a través de tu cuerpo de manera efectiva o para apoyar mejor las propias capacidades de desintoxicación de tu cuerpo.

8

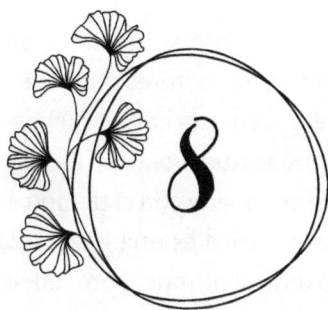

RECUPERACIÓN

«La herida es el lugar por donde entra la luz».

—RUMI

REPARACIÓN Y REGENERACIÓN

Una vez eliminados varios microbios, pueden persistir síntomas que no se deban a la actividad microbiana, sino a daños y disfunciones remanentes. Las partículas de bacterias muertas deberán ser removidas y eliminadas, por lo que es aconsejable continuar con las prácticas de desintoxicación después de tu protocolo de tratamiento. Además, las toxinas que tu propio cuerpo producirá al matar patógenos junto con toxinas externas (el moho, particularmente) pueden ser suficientes para causar desregulación inmunológica. Así que, por esta razón adicional, incluso después de que tu sistema inmunológico se haya enfrentado a los patógenos, igual debes continuar con buenas prácticas de desintoxicación. Como se ha comentado en la sección de neuroplasticidad, la desregulación puede hacer que tu sistema nervioso se estanque en patrones antiguos, y se recomienda a los lectores que revisen opciones de reentrenamiento neural en este caso. Muchos médicos observan que el tiempo que tarda el cuerpo en reparar los daños está en correlación aproximada con el tiempo que se ha estado enfermo. Esta regla empírica es una generalización y, desde luego, no se aplica a todo el mundo, pero refleja el tiempo que podrías tardar en curarte. Casi todas las células del cuerpo pueden regenerarse por completo en un plazo de siete a diez años (a excepción de las células cerebrales situadas detrás de los ojos, ya que el cuerpo las conserva para siempre). Así pues, el cuerpo se regenera con el tiempo, aunque algunos órganos tardan más en curarse; el cerebro, por ejemplo, puede tardar hasta un año en curarse.

Por desgracia, matar a los microbios problemáticos no equivale a restablecer inmediatamente la salud. Combinando algunas de las terapias y prácticas revisadas en este libro, ayudarás a tu cuerpo a recuperarse completamente y a ser más resistente a futuros desafíos. La autofagia (el estado inducido por el ayuno) también puede ayudar a «limpiar» y reparar el daño causado por infecciones o patógenos. El ayuno o las dietas que imitan el ayuno pueden ser útiles, incluso probar una dieta más cetogénica. Hay muchos remedios que pueden ser útiles, como los fosfolípidos para la reparación de la pared celular y un multivitamínico para cubrir cualquier deficiencia nutricional restante. Muchas personas también tendrán un nivel bajo de inmunoglobina secretora, por lo que un suplemento de calostro puede reponer las reservas que se han agotado crónicamente. El colágeno es una buena idea, ya que contribuirá a la curación de las articulaciones y el tejido conjuntivo que puedan haberse visto afectados.

Muchas personas que han pasado por este proceso desarrollan una inmensa gratitud y humildad. Sin embargo, dependiendo de la experiencia de cada uno con la enfermedad y el tratamiento, el trauma en torno a la propia enfermedad y la neuroplasticidad pueden ser factores importantes para la recuperación. A muchas personas les cuesta reconocer y abordar el trauma de sentirse inseguras o abrumadas por el miedo cuando experimentan los síntomas, por no mencionar la frustración y la sensación de abandono que supone navegar por el sistema médico convencional.

REINFECCIÓN

Basta una mordedura para volver a contraer Lyme o sus coinfecciones. La probabilidad de reinfección depende en gran medida de muchos factores relacionados con el estilo de vida, como el lugar donde se vive, la frecuencia con la que se está al aire libre y las precauciones y la conciencia que se tengan de estar en la naturaleza. Una reinfección puede sentirse como un resurgimiento de antiguos síntomas. Los síntomas pueden ser los mismos que antes, o pueden ser ligeramente diferentes dependiendo de la especie de la coinfección. Puede aparecer de forma sutil o brusca. Una creencia común entre los médicos especializados en Lyme y los que han padecido la enfermedad es que la mayoría de la población ha estado expuesta en algún momento a infecciones transmitidas por vectores como el Lyme. Sin embargo, no están afectados o son asintomáticos. Lo que marca la diferencia en cuanto a si uno sufre síntomas es la constitución y la carga corporal general, como se ha descrito en secciones anteriores. Dependiendo de cuál sea tu exposición a las picaduras de insectos, puedes replantearte las medidas de protección, incluidas las mencionadas anteriormente en este libro, e incorporarlas a la vida diaria más intencionadamente.

MANTENIMIENTO VS. REMISIÓN

Existe un gran debate sobre lo que define la remisión, ya que no hay ninguna prueba que los médicos utilicen de forma universal para determinar si alguien ha terminado el tratamiento o si está en remisión, como se explica en la sección de pruebas. Algunos profesionales no utilizan la palabra *remisión*, mientras que otros consideran que un tiempo suficiente sin tener síntomas activos es remisión. En general, se tienen en cuenta los siguientes puntos a la hora de determinar si alguien está en remisión o no:

- **Alivio de los síntomas.** Puede haber síntomas remanentes debido a que se necesita reparación. Sin embargo, los síntomas activos no se presentan hasta pasados varios meses. Las opiniones de los médicos varían en cuanto al tiempo necesario para estar libre de síntomas.
- **Recuento elevado de células natural killer (NK).** Un recuento de NK o CD57 suficientemente alto es de al menos 150 o superior.
- **Pruebas.** Además de las pruebas de laboratorio mencionadas en el capítulo de pruebas, muchas personas también encuentran útiles las pruebas musculares con un profesional experimentado para determinar si los factores de estrés microbiano siguen presentes.
- **Anticuerpos.** La presencia de anticuerpos indica que tu organismo ha reaccionado.

Si el organismo aún está lidiando con una infección activa o es incapaz de mantener los microbios bajo control, cualquier procedimiento o acontecimiento en el que el cuerpo pueda experimentar un estrés significativo físico o mental, podría representar una oportunidad para la reactivación. No se han realizado estudios en la comunidad científica que indiquen qué factores desencadenan una reactivación de los síntomas. Sin embargo, por la experiencia de muchas personas que tratan con Lyme (junto con médicos experimentados), la exposición al moho, las cirugías que posiblemente expongan zonas que albergan microbios, las infecciones parasitarias, e incluso los grandes estresores emocionales pueden desencadenar una reactivación.

CONCLUSIÓN

Cuando termines de leer este libro, es posible que te explote la cabeza por la nueva información o que te sientas abrumado. También puede que te preguntes: ¿por dónde empiezo? O puede que te sientas frustrado porque no existe un camino claro hacia la recuperación o una píldora que garantice resultados para todo el mundo. También es posible que te sientas intimidado por conceptos que no necesariamente comprendes o que han sido desacreditados por la comunidad médica en general.

Te sugiero que empieces por recordarte a ti mismo que *sí puedes* ponerte bien y que alimentes activamente un sentimiento de esperanza, cualquiera que sea la parte de tu viaje en la que te encuentres. A lo largo de este libro, hemos repasado muchas armas que puedes utilizar, desde el sueño, la dieta, el movimiento, el estrés y el entorno, hasta tus emociones, que influirán profundamente en los resultados de tu recuperación. Sólo tú tienes el control para hacer cambios en estas áreas. Cada día tomas cientos de decisiones sobre los alimentos que consumes y el entorno que te rodea. Así que deberías sentirte con poder, ya que estás en el asiento del conductor. También tienes ahora más conocimiento de lo complejo que puede ser tratar el Lyme y las coinfecciones, y de cómo estos patógenos afectan al organismo. Conoces el contexto más ampliamente y la historia de la enfermedad, y entiendes que las herramientas de tratamiento y diagnóstico son limitadas, al igual que las investigaciones públicas y privadas. También eres consciente de que existen múltiples modalidades de tratamiento y terapias de apoyo, además de los antibióticos farmacéuticos y a base de plantas; cada una con distintos niveles de eficacia y rigor científico. Además, reconoces que estas opciones son altamente individualizadas y que lo que funciona para una persona puede no funcionar para ti, por lo que aprecias la importancia del ensayo y error. También entiendes la importancia de la desintoxicación, y que hay múltiples modalidades entre las que elegir para ayudar a tu cuerpo a eliminar toxinas. *Guerreros de Lyme* es el término utilizado para referirse a las personas que tratan con Lyme, y el término refleja la tenacidad necesaria para curarse. La curación es posible, pero está en tus manos y sólo en tus manos.

El cuerpo siempre está tratando de avanzar hacia la salud y tiene una capacidad increíble para repararse a sí mismo. La analogía de la cebolla se utiliza a menudo para describir este proceso: las capas necesitan ser peladas una a una, con ciertos patógenos o toxinas que sólo se revelan cuando tu cuerpo está listo. Muchas personas con Lyme han vivido mucho, han viajado a muchos lugares, han tenido muchos trabajos o tienen una historia familiar o ancestros coloridos. Han recibido múltiples insultos y su recuperación se desenvuelve en múltiples capas. Como en la proverbial analogía de la cebolla, cuando se quita una capa, aparece otra.

La curación no es lineal; es un proceso dinámico.

COMO *PENSAMOS* QUE SE VE LA RECUPERACION

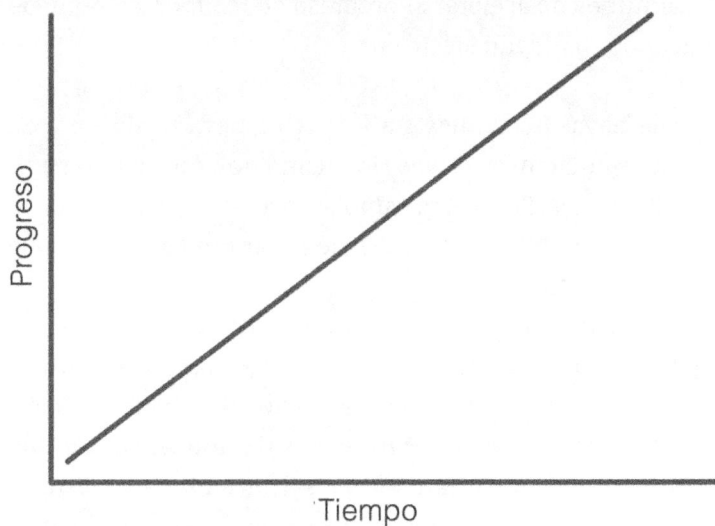

Progreso

Tiempo

COMO *REALMENTE* SE VE LA RECUPERACIÓN

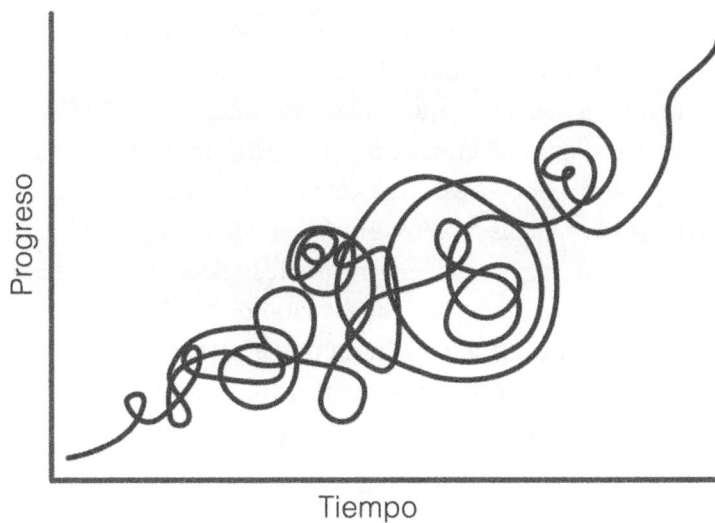

Progreso

Tiempo

Tampoco existe una fecha estricta para curarse de la enfermedad de Lyme. Las personas se curan a diferentes velocidades, por lo que hacer una comparación entre otras personas puede ser contraproducente. Lo que hace que alguien dé un gran paso en términos de acelerar el progreso de recuperación puede tener poco o ningún efecto en ti.

Lo que hayas hecho hasta ahora te ha llevado al punto en el que te encuentras. Hacer lo mismo no producirá resultados diferentes. Si quieres cambiar, necesitas cierto nivel de compromiso. Así que después de pasar por tu propio viaje de curación, tal vez veas las cosas a través de un nuevo lente, lo que significa que, en muchos sentidos, tomar decisiones sobre qué comer, o decisiones a más largo plazo (como dónde vivir) ahora adquieren una capa adicional de consideración. Por ejemplo, puede que te lleve más tiempo encontrar una casa, ya que te gustaría estar lejos de grandes autopistas o centrales eléctricas; o que sólo aceptes determinadas puntuaciones de ERMI por los niveles de moho. Puede que hayas hecho cambios en tu carrera al darte cuenta de que tu anterior trabajo no te llenaba y escuchar a tu corazón repercutía en tu bienestar. También, puede que continúes con las prácticas de desintoxicación y una vida sana más allá del tratamiento de Lyme, ya que puede que tengas una nueva apreciación de cómo las toxinas afectan a un sistema inmunológico funcional. Basado en el viaje que has recorrido, tu compromiso de vivir la vida bajo tus propios términos podría haber cambiado. Una vez que entras en el hoyo negro de la salud y el bienestar, empiezas a darte cuenta de que la vitalidad y el bienestar no necesariamente tienen que ir en una espiral descendente a medida que envejeces y que puedes vivir una vida cada vez más vibrante, llena de alegría y amor. Las herramientas que has aprendido a lo largo de tu viaje de curación te servirán sin duda en otros ámbitos de la vida. Te harán más resistente en el futuro para afrontar los factores estresantes a medida que lleguen, lo que incluye un envejecimiento saludable. En otras palabras, estas herramientas pueden ayudarte a aumentar tu «período saludable» o tus próximos años con buena calidad de vida y bienestar.

Perder el control sobre tu cuerpo es una de las peores experiencias que existen, y una enfermedad crónica puede ser extremadamente abrumadora, sobre todo cuando no se ve el final del túnel y no existe una cura única. A veces sólo puedes pensar en lo injusta que es la vida. Renunciar a la actividad o el deporte que te gusta, olvidar nombres conocidos, observar cómo tu cuerpo envejece prematuramente... son cosas que pueden afectar profundamente a tu calidad de vida.

Sigue confiando en el proceso y aguanta. Es posible curarse completamente de Lyme y coinfecciones, y hay una vida hermosa al otro lado de esta enfermedad. Con la confusión y la falta de conciencia en torno a la enfermedad de Lyme en nuestras comunidades, uno puede desarrollar una piel dura y aprender a confiar en sus instintos o intuición. Incluso nuestros seres queridos pueden dudar y atribuir los síntomas a la ansiedad o a la salud mental. A lo largo del proceso de tratamiento, uno aprende sobre el cuerpo y desarrolla una mayor conciencia de sí mismo. Esta sabiduría y fuerza interior sirven para el resto de la vida. A menudo, la enfermedad es una indicación de que hay que hacer un cambio de dirección. Puede que ya hayas hecho muchos cambios o que estés en proceso de un cambio profundo. Tómate un momento para reconocer lo lejos que has llegado y honrar tus esfuerzos y tu valentía.

Al otro lado de este viaje de curación, es posible que cambie tu forma de moverte, de alimentarte, de jugar, de cumplir tu propósito y con quién pasas el tiempo. Este proceso puede ser un catalizador para el crecimiento personal y puede cambiar tu perspectiva de la vida y tu nivel de conciencia sobre cómo tu cuerpo se ve afectado por el mundo. La enfermedad es como un capullo y la transformación es dura, pero es algo hermoso que, una vez puesto en marcha, no hay vuelta atrás. Como una mariposa en un capullo, uno debe enfrentarse a la lucha y sólo cuando esté preparado podrá ser libre.

AGRADECIMIENTOS

Gracias a todos los médicos incansables que trabajan al servicio de los enfermos de Lyme con tanta empatía y rigor intelectual.

Estoy extremadamente agradecida por haber trabajado con algunos de ellos; por nombrar algunos, la Dra. April Blake por llegar al fondo del misterio de mi salud después de que la medicina convencional me fallara, y por ayudar a guiarme a través de mucha incertidumbre. Dr. Klassen, por ser mi médico experto y mariscal de campo de Lyme (MEL), manteniéndome a flote a pesar de los baches en mi camino a la desintoxicación, las reacciones Herx y sesiones de acupuntura. Dr. Grieder, quien se quedó conmigo a través de varias iteraciones de tratamiento y luego me transicionó a los medicamentos a base de hierbas y protocolos más holísticos. La Dra. Deb y el equipo del Instituto de Salud Sophia por todo lo que hacen.

Y gracias al Dr. Tony Smith de LymeStop, que ha sido descrito por sus muchos pacientes de LymeStop como un ángel en la tierra; por devolverme la esperanza y cambiar las cosas para mí. Gracias, Dr. Tony, por desarrollar una terapia tan elegante y hermosa que está salvando tantas vidas, incluida la mía.

Gracias a los muchos médicos que también me hicieron darme cuenta de que yo, y sólo yo, soy responsable de mi bienestar y mi salud, y que si quería ponerme bien, tenía que tomar cartas en el asunto.

Gracias a mis queridos amigos que aparecieron cuando los necesitaba, y a mis socios y colaboradores por su paciencia y comprensión.

Gracias a mi madre y a mi hermana por confiar en mí cuando las cosas se pusieron peliagudas y por toda su paciencia y amor incondicional.

Por último, infinitas gracias a mi querido amor y compañero de fechorías, Andrew, que presenció mi viaje en primera fila. Te amo, y te estaré eternamente agradecida por tu apoyo incondicional.

A todos los seres humanos y sanadores maravillosos que me ayudaron en mi viaje, les estoy inmensamente agradecida, y no sé cómo habría navegado por todo esto sin ustedes.

REFERENCIAS

Bailey, Frazer, director. 2019. *Root Cause*. Netflix.

Beecher, Henry K. 1995. "The Powerful Placebo." *Journal of the American Medical Association* 157, no. 17. https://doi.org/10.1001/jama.1955.02960340022006.

Benson, Herbert, y Miriam Z. Kippler. 1976. *The Relaxation Response*. New York: William Morrow.

Bransfield, Robert C. 2018. "Neuropsychiatric Lyme Borreliosis: An Overview with a Focus on a Specialty Psychiatrist's Clinical Practice." *Healthcare* 6, no. 3 (Septiembre): 104. https://doi.org/10.3390/healthcare6030104.

Cabello, Felipe C., Henry P. Godfrey, Julia V. Bugrysheva, y Stuart A. Newman. 2017. "Sleeper Cells: The Stringent Response and Persistence in the *Borreliella (Borrelia) burgdorferi* Enzootic Cycle." *Environmental Microbiology* 19, no. 10 (Agosto): 3846–3862. https://doi.org/10.1111/1462-2920.13897.

Cabot, Sandra. 1997. *The Liver Cleansing Diet: Love Your Liver and Live Longer*. Scottsdale, AZ: S. C. B. International.

Cameron, Daniel J., Lorraine B. Johnson, y Elizabeth L. Maloney. 2014. "Evidence Assessments and Guideline Recommendations in Lyme Disease: The Clinical Management of Known Tick Bites, Erythema Migrans Rashes and Persistent Disease." *Expert Review of Anti-infective Therapy* 12, no. 9 (Septiembre): 1103–1130. https://doi.org/10.1586/1478721 0.2014.940900.

Carney, Scott. 2017. *What Doesn't Kill Us: How Freezing Water, Extreme Altitude, and Environmental Conditioning Will Renew Our Lost Evolutionary Strength*. New York: Rodale Books.

Centers for Disease Control and Prevention. 2021. "Lyme Disease Maps: Historical Data." Revisado por última vez Abril 30, 2021. https://www.cdc. gov/Lyme/stats/maps.html.

———. 2022. "Data and Surveillance." Revisado por última vez Agosto 29, 2022. https://www.cdc.gov/lyme/datasurveillance/index.html?CDC_AA_ refVal=https%3A%2F%2Fwww.cdc.gov%2Flyme%2Fstats%2Findex.html.

———. 2022. "Lyme Disease." Revisado por última vez Enero 19, 2022. https:// www.cdc.gov/lyme/index.html.

Chesney, Alexis. 2020. *Preventing Lyme & Other Tick-Borne Diseases: Control Ticks in the Home Landscape; Prevent Infection Using Herbal Protocols; Treat Tick Bites with Natural Remedies*. North Adams, MA: Storey Publishing.

Choukér, Alexander, y Alexander C. Stahn. 2020. "COVID-19—The Largest Isolation Study in History: The Value of Shared Learnings from Spaceflight Analogs." *njp Microgravity* 6, no. 32. https://doi.org/10.1038/ s41526-020-00122-8.

Consumer Reports. 2022. "Insect Repellents." Consultado Octubre 10, 2022. https://www.consumerreports.org/products/insect-repellent-37160/ insect-repellent-34772/view2/.

Costa, Dora L., Noelle Yetter, and Heather DeSomer. 2018. "Intergenerational Transmission of Paternal Trauma among US Civil War Ex-POWs." *PNAS* 115, no. 44 (Octubre): 11215–11220. https://doi.org/10.1073/pnas.1803630115.

Crista, Jill. 2018. *Break the Mold: 5 Tools to Conquer Mold and Take Back Your Health*. Wellness Ink Publishing.

Dadd, Debra Lynn. 1990. *Nontoxic, Natural and Earthwise: How to Protect Yourself and Your Family from Harmful Products and Live in Harmony with the Earth*. Los Angeles: J. P. Tarcher.

DeBaun, Daniel T., y Ryan P. DeBaun. 2017. *Radiation Nation: The Fallout of Modern Technology*. Icaro Publishing.

Debelian, Gilberto Jirair, Ingar Olsen, y Leif Tronstad. 1998. "Anaerobic Bacteremia and Fungemia in Patients Undergoing Endodontic Therapy: An Overview." *Annals of Periodontology* 3, no. 1 (Julio): 281–287. https://doi.org/10.1902/annals.1998.3.1.281.

Emoto, Masaru. 2011. *The Hidden Messages in Water*. New York: Atria Books.

"Environment." 2022. Worldometer. Consultado Diciembre 6, 2022. https://www.worldometers.info/.

Fallon, Sally. 1999. *Nourishing Traditions: The Cookbook That Challenges Politically Correct Nutrition and the Diet Dictocrats*. Washington, DC: NewTrends Publishing.

Felitti, Vincent J., Robert F. Anda, Dale Nordenberg, David F. Williamson, Alison M. Spitz, Valerie Edwards, Mary P. Koss, y James S. Marks. 1998. "Relationship of Childhood Abuse and Household Dysfunction to Many of the Leading Causes of Death in Adults: The Adverse Childhood Experiences (ACE) Study." *American Journal of Preventive Medicine* 14, no. 4 (Mayo): 245–258. https://doi.org/10.1016/S0749-3797(98)00017-8.

Feng, Jie, Jacob Leone, Sunjya Schweig, y Ying Zhang. 2020. "Evaluation of Natural and Botanical Medicines for Activity against Growing and Non-Growing Forms of *B. burgdorferi*." *Frontiers in Medicine* 7, no. 6 (Febrero). https://doi.org/10.3389/fmed.2020.00006.

Forsgren, Scott. 2009. "Kryptopyrroluria (AKA Hemopyrrollactamuria): A Major Piece of the Puzzle in Overcoming Chronic Lyme Disease." *Explore!* 18, no. 6 (Noviembre). Archivado en https://www.betterhealthguy.com/images/stories/PDF/kpu_klinghardt_explore_18-6.pdf.

Goswami, Neela D., Christopher D. Pfeiffer, John R. Horton, Karen Chiswell, Asba Tasneem, y Ephraim L. Tsalik. 2016. "The State of Infectious Diseases Clinical Trials: A Systematic Review of ClinicalTrials.gov." *PLoS One* 8, no. 10 (Octubre): e77086. https://doi.org/10.1371/journal. pone.0077086.

Gupta, Sandeep. Mold Illness (sitio web y curso en linea): https://www. moldillnessmadesimple.com/.

Gukasyan, Natalie, Alan K. Davis, Frederick S. Barrett, Mary P. Cosimano, Nathan D. Sepeda, Matthew W. Johnson, y Roland R. Griffiths. 2022. "Efficacy and Safety of Psilocybin-Assisted Treatment for Major Depressive Disorder: Prospective 12-Month Follow-Up." *Journal of Psychopharmacology* 36, no. 2 (Febrero): 151–158. https://doi. org/10.1177/02698811211073759.

Gustafson, Craig. 2017. "Bruce Lipton, PhD: The Jump from Cell Culture to Consciousness." *Integrative Medicine* (Encinitas) 16, no. 6 (Diciembre): 44–50. https://www.ncbi.nlm.nih.gov/pmc/articles/PMC6438088/.

Gutkin, Cal. 2009. "Outliers: Extended Families, Better Health Outcomes: Why Everyone Should Have a Family Doctor." *Canadian Family Physician* 55, no. 7 (Julio): 768. https://www.cfp.ca/content/cfp/55/7/768.full.pdf.

Harrod Buhner, Stephen. 2012. *The Transformational Power of Fasting: The Way to Spiritual, Physical, and Emotional Rejuvenation*. Rochester, VT: Healing Arts Press.

———. 2015. *Healing Lyme: Natural Healing of Lyme Borreliosis and the Coinfections Chlamydia and Spotted Fever Rickettsioses*. Silver City, NM: Raven Press.

Heckenlively, Kent, y Judy Mikovits. 2014. *Plague: One Scientist's Intrepid Search for the Truth about Human Retroviruses and Chronic Fatigue Syndrome (ME/CFS), Autism, and Other Diseases*. New York: Skyhorse Publishing.

Hoffman, David. 2003. *Medical Herbalism: The Science and Practice of Herbalism*. Rochester, VT: Healing Arts Press.

Hook, Sarah A., Seonghye Jeon, Sara A. Niesobecki, AmberJean P. Hansen, James I. Meek, Jenna K. H. Bjork, Franny M. Dorr, et al. 2022. "Economic Burden of Reported Lyme Disease in High-Incidence Areas, United States, 2014–2016." *Emerging Infectious Diseases* 28, no. 6 (Junio): 1170–1179. https://doi.org/10.3201/eid2806.211335.

Hopper, Annie. 2014. *Wired for Healing: Remapping the Brain to Recover from Chronic and Mysterious Illnesses*. Victoria, BC: The Dynamic Neural Retraining System.

Houlihan, Jane, Timothy Kropp, Richard Wiles, Sean Gray, y Chris Campbell. 2005. *Body Burden: The Pollution in Newborns*. Washington, DC: Environmental Working Group. https://www.ewg.org/research/body-burden-pollution-newborns.

Hróbjartsson, Asbjørn, y Peter C. Gøtzsche. 2010. "Placebo Interventions for All Clinical Conditions." *Cochrane Database of Systematic Reviews*, no. 1: CD003974. https://doi.org/10.1002/14651858.CD003974.pub3.

ILADS Working Group. 2014. "Evidence-Based Guidelines for the Management of Lyme Disease." *Expert Review of Anti-Infective Theory* 2, supplement 1 (Enero): S1–S13. https://doi.org/10.1586/14789072.2.1.S1.

Institute of Medicine. 2011. "Federal Funding of Tick-Borne Diseases." *Critical Needs and Gaps in Understanding Prevention, Amelioration, and Resolution of Lyme and Other Tick-Borne Diseases: The Short-Term and Long-Terms Outcomes: Workshop Report*. Washington, DC: National Academies Press. https://doi.org/10.17226/13134.

Institute of Medicine and National Research Council. 2009. "Drivers of Zoonotic Diseases." In *Sustaining Global Surveillance and Response to Emerging Zoonotic Diseases*. Gerald T. Keusch, Marguerite Pappaioanou, Mila C. Gonzalez, Kimberly A. Scott, and Peggy Tsai, eds. Washington, DC: National Academies Press. https://doi.org/10.17226/12625.

Janjua Ullah, Hafeez, Munir Akhtar, y Fayyaz Hussain. 2016. "Effects of Sugar, Salt and Distilled Water on White Blood Cells and Platelet Cells." *Journal of Tumor* 4, no. 1: 354–358. https://doi.org/10.17554/j.issn.1819-6187.2016.04.73.

Johnson, Lorraine. 2019. *2019 Chart Book: MyLymeData Registry*. LymeDisease.org. https://www.lymedisease.org/2019-mylymedata-highlights.pdf.

Kabat-Zinn, Jon. 2013. *Full Catastrophe Living: Using the Wisdom of Your Body and Mind to Face Stress, Pain, and Illness*. Revised ed. New York: Bantam.

Laukkanen, Tanjaniina, Hassan Khan, Francesco Zaccardi, y Jari A. Laukkanen. 2015. "Association between Sauna Bathing and Fatal Cardiovascular and All-Cause Mortality Events." *JAMA Internal Medicine* 175, no. 4 (Abril): 542–548. https://doi.org/10.1001/jamainternmed.2014.8187.

Levitt, B. Blake. 1995. *Electromagnetic Fields: A Consumer's Guide to the Issues and How to Protect Ourselves*. San Diego: Harcourt Brace.

Liebert, Matthew D., Johanna M. Jarcho, Steve Berman, Bruce D. Naliboff, Brandall Y. Suyenobu, Mark Mandelkern, y Emeran A. Mayer. 2004. "The Neural Correlates of Placebo Effects: A Disruption Account." *NeuroImage* 22, no. 1 (Mayo): 447–455. https://doi.org/10.1016/j.neuroimage.2004.01.037.

Liegner, Kenneth B. 2019. "Disulfiram (Tetrathylthiuram Disulfide) in the Treatment of Lyme Disease and Babesiosis: Report of Experience in Three Cases." *Antibiotics* 8, no. 2 (Junio): 72. https://doi.org/10.3390/antibiotics8020072.

Light, Kathleen C., Karen M. Grewen, y Janet A. Amico. 2005. "More Frequent Partner Hugs and Higher Oxytocin Levels Are Linked to Lower Blood Pressure and Heart Rate in Premenopausal Women." *Biological Psychology* 69, no. 1 (Abril): 5–21. https://doi.org/10.1016/j.biopsycho.2004.11.002.

Lin, Steven. 2018. *The Dental Diet: The Surprising Link between Your Teeth, Real Food, and Life-Changing Natural Health*. Carlsbad, CA: Hay House.

Lipton, Bruce H. 2005. *The Biology of Belief: Unleashing the Power of Consciousness, Matter & Miracles*. Carlsbad, CA: Hay House.

Locey, Kenneth J., y Jay T. Lennon. 2016. "Scaling Laws Predict Global Microbial Diversity." *PNAS* 113, no. 21 (Mayo): 5970–5975. https://doi.org/10.1073/pnas.1521291113.

Loftfield, Erikka, Joseph A. Rothwell, Rashmi Sinha, Pekka Keski-Rahkonen, Nivonirina Robinot, Demetrius Albanes, Stephanie J. Weinstein, et al. 2020. "Prospective Investigation of Serum Metabolites, Coffee Drinking, Liver Cancer Incidence, and Liver Disease Mortality." *Journal of the National Cancer Institute* 112, no. 3 (Marzo): 286–294. https://doi.org/10.1093/jnci/djz122.

Lyme Disease Wonk. 2019. "Prevalence of Lyme Disease Is a Big and Growing Problem—Let's Look at the Numbers." *MyLymeData Viz Blog*. Enero 3, 2019. https://www.lymedisease.org/mylymedata-lyme-disease-prevalence/.

Manné, Joy. 2009. *Family Constellations: A Practical Guide to Uncovering the Origins of Family Conflict*. Berkeley: North Atlantic Books.

Marshall, Vincent. 1988. "Multiple Sclerosis Is a Chronic Central Nervous System Infection by a Spirochetal Agent." *Medical Hypotheses* 25, no. 2 (February): 89–92. https://doi.org/10.1016/0306-9877(88)90023-0.

Martinez, Marisol. 2022. "Psilocybin Treatment for Major Depression Effective for Up to a Year for Most Patients, Study Shows." Hub, John Hopkins University. Febrero 16, 2022. https://hub.jhu.edu/2022/02/16/psilocybin-relieves-depression-for-up-to-a-year/.

Maté, Gabor. 2003. *When the Body Says No: Understanding the Stress-Disease Connection*. Hoboken, NJ: Wiley.

McFadzean, Nicola. 2010. *The Lyme Diet: Nutritional Strategies for Healing from Lyme Disease*. South Lake Tahoe, CA: BioMed Publishing Group.

McMakin, Carolyn. 2017. *The Resonance Effect: How Frequency Specific Microcurrent Is Changing Medicine*. Berkeley, CA: North Atlantic Books.

Meinig, George E. 2008. *Root Canal Cover-Up*. Lemon Grove, CA: Price-Pottenger Nutrition Foundation.

Mercola, Joseph. 2022. "Are EMFs—Electromagnetic Fields—Hazardous to Our Health?" Mercola.com, Enero 21, 2008. Consultado Agosto 20, 2022. Archivado en https://www.bibliotecapleyades.net/scalar_tech/esp_scalartech_cellphonesmicrowave11.htm.

Middelveen, Marianne J., Jennie Burke, Eva Sapi, Cheryl Bandoski, Katherine R. Filush, Yean Wang, Agustin Franco, et al. 2014. "Culture and Identification of *Borrelia* Spirochetes in Human Vaginal and Seminal Secretions." *F1000Research* 3, no. 309 (Diciembre). https://doi.org/10.12688/f1000research.5778.3.

Moritz, Andreas. 1998. *The Amazing Liver and Gallbladder Flush: A Powerful Do-It-Yourself Approach to Optimize Your Health and Well-Being...and Much More!* Ener-Chi Wellness Press.

Moseley, J. Bruce, Kimberly O'Malley, Nancy J. Petersen, Terri J. Menke, Baruch A. Brody, David H. Kuykendall, John C. Hollingsworth, Carol M. Ashton, y Nelda P. Wray. 2002. "A Controlled Trial of Arthroscopic Surgery for Osteoarthritis of the Knee." *New England Journal of Medicine* 347, no. 2 (Julio): 81–88. https://doi.org/10.1056/NEJMoa013259.

Naiman, Rubin. 2014. *Hush: A Book of Bedtime Contemplations*. Tucson: New Moon Media.

NASA. 2020. "Effects of Isolation and Confinement on Hippocampal Volume and Visuo-Spatial Memory." NASA Life Sciences Portal: Record Viewer. Actualizado Junio 10, 2020. https://lsda.jsc.nasa.gov/Experiment/exper/13775.

Nathan, Neil. 2018. *Toxic: Heal Your Body from Mold Toxicity, Lyme Disease, Multiple Chemical Sensitivities, and Chronic Environmental Illness*. Las Vegas: Victory Belt Publishing.

———. 2022. *Energetic Diagnosis: Groundbreaking Thesis on Diagnosing Disease and Chronic Illness*. Las Vegas: Victory Belt Publishing.

Nestor, James. 2020. *Breath: The New Science of a Lost Art*. New York: Riverhead Books.

Newby, Kris. 2019. *Bitten: The Secret History of Lyme Disease and Biological Weapons*. New York: Harper Wave.

Northrup, Christiane. 2018. *Dodging Energy Vampires: An Empath's Guide to Evading Relationships That Drain You and Restoring Your Health and Power*. Carlsbad, CA: Hay House.

Oschman, James L., Gaétan Chevalier, and Richard Brown. 2015. "The Effects of Grounding (Earthing) on Inflammation, the Immune Response, Wound Healing, and Prevention and Treatment of Chronic Inflammatory and Autoimmune Diseases." *Journal of Inflammation Research* 2015, no. 8 (March): 83–96. https://doi.org/10.2147/JIR.S69656.

Pall, Martin L. 2018. "Wi-Fi Is an Important Threat to Human Health." *Environmental Research* 164 (July): 405–416. https://doi.org/10.1016/j.envres.2018.01.035.

Pert, Candace B. 1997. *Molecules of Emotion: The Science behind Mind-Body Medicine*. New York: Scribner.

Petrison, Lisa, y Erik Johnson. 2015. *A Beginner's Guide to Mold Avoidance: Techniques Used by Thousands of Chronic Multisystem Illness Sufferers to Improve Their Health*. Paradigm Change/Lisa Petrison and Erik Johnson.

Pfeiffer, Mary Beth. 2018. *Lyme: The First Epidemic of Climate Change*. Washington, DC: Island Press.

Phillips, Steven, y Dana Parish. 2020. *Chronic: The Hidden Cause of the Autoimmune Epidemic and How to Get Healthy Again*. Boston: Houghton Mifflin Harcourt.

Pineault, Nicolas. 2019. *The Non-Tinfoil Guide to EMFs: How to Fix Our Stupid Use of Technology*. N&G Media.

Plevin, Julia. 2019. *Healing Magic of Forest Bathing: Finding Calm, Creativity, and Connection in the Natural World*. Berkeley, CA: Ten Speed Press.

Ragozzino, Claire. 2020. *Living Ayurveda: Nourishing Body and Mind through Seasonal Recipes, Rituals, and Yoga*. Boulder, CO: Roost Books.

Ramesh, Geeta, Lenay Santana-Gould, Fiona M. Inglis, John D. England, y Maria T. Philip. 2013. "The Lyme Disease Spirochete *Borrelia burgdorferi* Induces Inflammation and Apoptosis in Cells from Dorsal Root Ganglia." *Journal of Neuroinflammation* 10, no. 88: 865. https://doi.org/10.1186/1742-2094-10-88.

Ramirez, Francisco E., Albert Sanchez, y Aki T. Pirskanen. 2021. "Hydrothermotherapy in Prevention and Treatment of Mild to Moderate Cases of COVID-19." *Medical Hypotheses* 146, no. 110363 (Enero). https://doi.org/10.1016/j.mehy.2020.110363.

Raxlen, Bernard. 2019. *Lyme Disease: Medical Myopia and the Hidden Global Pandemic*. London: Hammersmith Health Books.

Reuben, Suzanne H. 2010. *Reducing Environmental Cancer Risk: What We Can Do Now*. U.S. Department of Health and Human Services. Abril 2010. https://deainfo.nci.nih.gov/advisory/pcp/annualreports/pcp08-09rpt/pcp_report_08-09_508.pdf.

Rosenberg, Stanley. 2017. *Accessing the Healing Power of the Vagus Nerve: Self-Help Exercises for Anxiety, Depression, Trauma, and Autism*. Berkeley, CA: North Atlantic Books.

Rothbaum, Barbara Olasov. 1997. "A Controlled Study of Eye Movement Desensitization and Reprocessing in the Treatment of Posttraumatic Stress Disordered Sexual Assault Victims." *Bulletin of the Menninger Clinic* 61, no. 3 (Verano): 317–334. https://pubmed.ncbi.nlm.nih.gov/9260344/.

Schafer, Kristin S., Margaret Reeves, Skip Spitzer, y Susan E. Kegley. 2004. *Chemical Trespass: Pesticides in Our Bodies and Corporate Accountability*. San Francisco: Pesticide Action Network North America (PANNA). https://www.panna.org/sites/default/files/ChemTres2004Eng.pdf.

Shallenberger, Frank. 2017. *The Ozone Miracle: How You Can Harness the Power of Oxygen to Keep You and Your Family Healthy*. Autopublicado.

Shan, Jinyu, Ying Jia, Louis Teulières, Faizal Patel, y Martha R. J. Clokie. 2021. "Targeting Multicopy Prophage Genes for the Increased Detection of *Borrelia burgdorferi* Sensu Lato (s.l.), the Causative Agents of Lyme Disease, in Blood." *Frontiers in Microbiology* 12, no. 651217 (Marzo). https://doi.org/10.3389/fmicb.2021.651217.

Shapiro, Francine. 2014. "The Role of Eye Movement Desensitization and Reprocessing (EMDR) Therapy in Medicine: Addressing the Psychological and Physical Symptoms Stemming from Adverse Life Experiences." *The Permanente Journal* 18, no. 1 (Invierno): 71–77. https://doi.org/10.7812/TPP/13-098.

Shoemaker, Ritchie C. 2005. *Mold Warriors: Fighting Americas Hidden Health Threat.* Louisville, KY: Gateway Press.

Sonenshine, Daniel E., y Kevin R. Macaluso. 2017. "Microbial Invasion vs. Tick Immune Regulation." *Frontiers in Cellular and Infection Microbiology* 7, no. 390 (Septiembre). https://doi.org/10.3389/fcimb.2017.00390.

Stapleton, P., J. Dispenza, S. McGill, D. Sabot, M. Peach, y D. Raynor. 2020. "Large Effects of Brief Meditation Intervention on EEG Spectra in Meditation Novices." *IBRO Reports* 9 (Diciembre): 290–301. https://doi.org/10.1016/j.ibror.2020.10.006.

Stechenberg, Barbara W. 1988. "Lyme Disease: The Latest Great Imitator." *The Pediatric Infectious Disease Journal* 7, no. 6 (Junio): 402–409. https://doi.org/10.1097/00006454-198806000-00007.

Stricker, Raphael B., y Lorraine Johnson. 2010. "Lyme Disease Diagnosis and Treatment: Lessons from the AIDS Epidemic." *Minerva Medica* 101, no. 6 (Diciembre): 419–425. https://www.minervamedica.it/index2.t?show=R10Y2010N06A0419.

Stricker, Raphael B., y Melissa C. Fesler. 2018. "Chronic Lyme Disease: A Working Case Definition." *American Journal of Infectious Diseases* 14, no. 1: 1–44. https://doi.org/10.3844/ajidsp.2018.1.44.

Stricker, Raphael B., Joseph Burrascano, y Edward Winger. 2002. "Longterm Decrease in the CD57 Lymphocyte Subset in a Patient with Chronic Lyme Disease." *Annals of Agricultural and Environmental Medicine* 9, no. 1 (Febrero): 111–113. https://www.anapsid.org/cnd/files/strickercd57.pdf.

Tennant, Jerry L. 2014. *Healing Is Voltage: The Handbook*. 3rd ed. Self-published.

Tickell, Joshua, y Rebecca Harrell Tickell, directores. 2019. *The Earthing Movie: The Remarkable Science of Grounding*. Big Picture Ranch. https://www.youtube.com/watch?v=44ddtR0XDVU.

Tilburt, Jon C., Ezekiel J. Emanuel, Ted J. Kaptchuk, Farr A. Curlin, y Franklin G. Miller. 2008. "Prescribing 'Placebo Treatments': Results of National Survey of US Internists and Rheumatologists." *BJM* 337, no. a1938. https://doi.org/10.1136/bmj.a1938.

Van der Kolk, Bessel. 2014. *The Body Keeps the Score: Brain, Mind, and Body in the Healing of Trauma*. New York: Penguin.

Van Such, Monica, Robert Lohr, Thomas Beckman, James M. Naessens. 2017. "Extent of Diagnostic Agreement Among Medical Referrals." *Journal of Evaluation in Clinical Practice* 23, no. 4 (Agosto): 870–874. https://doi.org/10.1111/jep.12747.

Wahls, Terry, y Eve Adamson. 2014. *The Wahls Protocol: A Radical New Way to Treat All Chronic Autoimmune Conditions Using Paleo Principles*. Revised ed. New York: Avery.

Walker, Matthew. 2017. *Why We Sleep: Unlocking the Power of Sleep and Dreams*. New York: Scribner.

Walter, Katherine S., Giovanna Carpi, Adalgisa Caccone, y Maria A. Diuk-Wasser. 2017. "Genomic Insights into the Ancient Spread of Lyme Disease across North America." *Nature Ecology & Evolution* 1 (Octubre): 1569–1576. https://doi.org/10.1038/s41559-017-0282-8.

Wartolowska, Karolina, Andrew Judge, Sally Hopewell, Gary S. Collins, Benjamin J.F. Dean, Ines Rombach, David Brindley, Julian Savulescu, David J. Beard, y Andrew J. Carr. 2014. "Use of Placebo Controls in the Evaluation of Surgery: Systematic Review." *BMJ* 348, no. g3253. https://doi.org/10.1136/bmj.g3253.

Wass, Tara, y Kaia Gallagher. 2008. "Evaluation of Heavy Metals Levels in Relation to Ionic Foot Bath Sessions with the Ioncleanse®." Center for Research Strategies. Junio 30, 2008. http://www.ahrfoundation.net/dlfiles/study_results.pdf.

Weber, Hans Michael, Yasaman Zandi Mehran, Armin Orthaber, Hadi Hosseini Saadat, Robert Weber, y Matthias Wojcik. 2020. "Successful Reduction of SARS-CoV-2 Viral Load by Photodynamic Therapy (PDT) Verified by QPCR – A Novel Approach in Treating Patients in Early Infection Stages." *Medical & Clinical Research* 5, no. 11: 311–325. https://www.medclinrese.org/open-access/successful-reduction-of-sarscov2-viral-load-by-photodynamic-therapy-pdt-verified-by-qpcra-novel-approach-in-treating-pat.pdf.

Wilker, S., A. Pfeiffer, S. Kolassa, T. Elbert, B. Lingenfelder, E. Ovuga, A. Papassotiropoulos, D. de Quervain, y I.-T. Kolassa. 2014. "The Role of *FKBP5* Genotype in Moderating Long-Term Effectiveness of Exposure-Based Psychotherapy for Posttraumatic Stress Disorder." *Translational Psychiatry* 4, no. e403. https://doi.org/10.1038/tp.2014.49.

Williams, Louisa L. 2011. *Radical Medicine: Cutting-Edge Natural Therapies That Treat the Root Causes of Disease*. Rochester, VT: Healing Arts Press.

Williamson, Elizabeth, Samuel Driver, y Karen Baxter, eds. 2009. *Stockley's Herbal Medicines Interactions*. London/Grayslake, IL: Pharmaceutical Press. https://www.stonybrookmedicine.edu/sites/default/files/herbal_medicines_interactions-1.pdf.

Wilson, Gemma et al. 2018. "The Use of Eye-Movement Desensitization Reprocessing (EMDR) Therapy in Treating Post-Traumatic Stress Disorder—A Systematic Narrative Review." *Frontiers in Psychology* 9, no. 923 (Junio). https://doi.org/10.3389%2Ffpsyg.2018.00923.

Wilson, S. A., L. A. Becker, y R. H. Tinker. 1995. "Eye Movement Desensitization and Reprocessing (EMDR) Treatment for Psychologically Traumatized Individuals." *Journal of Consulting and Clinical Psychology* 63, no. 6: 928–937. https://doi.org/10.1037/0022-006X.63.6.928.

———. 1997. "Fifteen-Month Follow-Up of Eye Movement Desensitization and Reprocessing (EMDR) Treatment for Posttraumatic Stress Disorder and Psychological Trauma." *Journal of Consulting and Clinical Psychology*, 65, no. 6: 1047–1056. https://doi.org/10.1037/0022-006X.65.6.1047.

Wolynn, Mark. 2016. *It Didn't Start with You: How Inherited Family Trauma Shapes Who We Are and How to End the Cycle*. New York: Penguin Life.

Woitzel, Ingo. Práctica médica privada en Alemania: https://dr-woitzel.de/.

Young, Robert O., y Shelly Redford Young. 2002. *The pH Miracle: Balance Your Diet, Reclaim Your Health*. New York: Warner Books.

Zhang, Xinzhi, Martin I. Meltzer, César A. Peña, Annette B. Hopkins, Lane Wroth, y Alan D. Fix. 2006. "Economic Impact of Lyme Disease." *Emerging Infectious Diseases* 12, no. 4 (Abril): 653–660. https://doi.org/10.3201/eid1204.050602.

Zhang, Xue-Chao, Zhang-Nv Yang, Bo Lu, Xiao-Fang Ma, Chuan-Xi Zhang, y Hai-Jun Xu. 2014. "The Composition and Transmission of Microbiome in Hard Tick, *Ixodes persulcatus*, during Blood Meal." *Tick and Tick-Borne Diseases* 5, no. 6 (Octubre): 964–870. https://doi.org/10.1016/j.ttbdis.2014.07.009.

Zimmer, Carl. 2000. *Parasite Rex: Inside the Bizarre World of Nature's Most Dangerous Creatures*. New York: Atria Books.

GLOSARIO

Bay Area Lyme Foundation: una organización nacional comprometida con hacer que la enfermedad de Lyme sea fácil de diagnosticar y sencilla de curar.

Borrelia burgdorferi: especie bacteriana de la clase de las espiroquetas del género *Borrelia*; es el principal agente causante de la enfermedad de Lyme en humanos.

C4A: nivel en sangre de las proteínas C4, que intervienen en el funcionamiento del sistema inmunitario. Cuando C4A es alto, significa que el sistema inmunitario está trabajando duro para eliminar patógenos y toxinas.

CD57: la cantidad de células NK positivas. Cuanto menor es la cantidad de células asesinas naturales CD57 en el organismo, más crónica es la enfermedad de Lyme, y cuanto mayor es la cantidad, más cerca está la persona de la remisión.

Síndrome de Respuesta Inflamatoria Crónica (SRIC): enfermedad compleja caracterizada por la exposición a biotoxinas y una inflamación continua del organismo que afecta a múltiples órganos y sistemas.

Crisantemo: una flor que disuade a pulgas y garrapatas del patio o los alrededores. Su aceite se utiliza en insecticidas y otros repelentes de insectos.

Citocinas: una categoría de pequeñas proteínas importantes en la señalización celular, producidas por varios tipos de glóbulos blancos para activar el sistema inmunitario y atacar a los invasores. Aunque estas proteínas desempeñan un papel vital para la función inmunitaria normal, cuando se producen en exceso en el contexto de la enfermedad de Lyme, producen muchos síntomas no deseados.

DEET: el ingrediente activo de muchos productos repelentes de insectos. Cuando se aplica, protege e impide que los mosquitos u otros insectos se posen sobre la piel o la ropa.

DMSA: sustancia que quela el mercurio y el plomo y que se utiliza en una prueba para mostrar sus respectivos niveles en el organismo.

Dispositivo EAV (electroacupuntura): una herramienta de evaluación no invasiva que puede ayudar a evaluar problemas de salud mediante la medición de la energía corporal utilizando puntos de acupuntura en la piel.

EDTA: sustancia que quela varios metales pesados y que se utiliza para mostrar sus respectivos niveles en el organismo.

Análisis inmunoenzimático (ELISA): prueba para detectar y cuantificar sustancias como péptidos, proteínas, anticuerpos y hormonas. En el caso del Lyme, detecta anticuerpos contra *B. burgdorferi.*

Virus de Epstein Barr (VEB): conocido como herpesvirus humano 4, pertenece a la familia de los herpesvirus y es uno de los virus humanos más comunes. En el caso del Lyme crónico, el VEB puede activarse a partir de un estado previamente latente o inactivo.

Eritema migratorio (migrans): erupción que suele aparecer como síntoma revelador de la enfermedad de Lyme en el lugar de la picadura del insecto. Suele ser una zona roja circular en forma de blanco.

Flagelo: estructura en forma de cola que permite a la espiroqueta desplazarse por todo el cuerpo.

Global Lyme Alliance: organización dedicada a los avances para combatir la enfermedad de Lyme y a la mejora de la calidad de vida de quienes viven con Lyme a través de la investigación, la educación, la concienciación y otros programas.

Sociedad Americana de Enfermedades Infecciosas (IDSA): asociación médica que no reconoce la persistencia de la bacteria en el Lyme crónico y, en su lugar, considera el Lyme crónico como "Síndrome Post-Enfermedad de Lyme."

Sociedad Internacional de Lyme y Enfermedades Asociadas (ILADS): sociedad médica multidisciplinaria internacional sin ánimo de lucro, comprometida con el diagnóstico y el tratamiento adecuado del Lyme y sus coinfecciones asociadas. La ILADS reconoce que el Lyme crónico es una enfermedad grave y difícil que requiere un tratamiento especializado, y promueve su conocimiento entre la comunidad médica y el público en general.

Médico especialista en la Enfermedad de Lyme (MEL): médico que conoce los síntomas que pueden indicar una infección por la enfermedad de Lyme en las distintas fases de la enfermedad, así como las posibles coinfecciones y otras complejidades, y que tiene los conocimientos y la experiencia necesarios para tratar la enfermedad.

Institutos Nacionales de Salud (NIH): principal agencia del gobierno estadounidense responsable de la investigación biomédica y de salud pública.

Fotosensibilizador: moléculas que absorben la luz y transfieren su energía a otra molécula cercana.

Estimulación nerviosa eléctrica transcutánea (ENET): dispositivo que envía impulsos eléctricos a través de la piel mediante una corriente eléctrica suave.

Western blot: técnica analítica ampliamente utilizada en biología molecular e inmunogenética para detectar proteínas específicas en una muestra homogénea o extracto de tejido.

SOBRE LA AUTORA

Crecí en la costa oeste de Canadá, en la hermosa Columbia Británica. Empecé mi carrera como emprendedora en el comercio electrónico después de estudiar ingeniería de sistemas. Creé una de las principales empresas de pagos en línea de México. Luego, después de casi una década de emprendimiento, me enfermé y me di cuenta de que necesitaba cambiar drásticamente mi estilo de vida y mi perspectiva. Cuando comprendí que la comunidad médica convencional no podía ayudarme, lo dejé todo y dediqué toda mi energía a curarme. Ahora, al otro lado de la enfermedad, me siento extremadamente humilde y con la responsabilidad de devolver algo a la comunidad, ya que tanta gente me ayudó en mi propio viaje. Escribí este libro porque quería poner en práctica lo que aprendí en mi propio viaje y compartir la información con los demás.

Estoy agradecida por todos los sanadores y almas hermosas que encontré, desde chamanes, naturópatas, acupunturistas, médicos homeópatas, estudiantes de doctorado, dentistas biológicos, hasta sanadores de traumas y muchos otros expertos que me ayudaron a lo largo del camino. Hoy, vivo mi vida con las prácticas que aprendí en los últimos años para curarme de Lyme y mantengo una apertura a seguir aprendiendo sobre temas de salud y bienestar. Intento cultivar mis propios alimentos y me aseguro de vivir en un entorno limpio. Soy más consciente del impacto de mis acciones en la tierra y mantengo una conexión con mi entorno natural. Al mismo tiempo, intento no tomarme demasiado en serio a mí misma y siempre saco tiempo para jugar y moverme. Me esfuerzo por rodearme de una comunidad a la que quiero y que me quiere, y por sentirme siempre alineada con el lugar en el que gasto mi energía.

www.ingramcontent.com/pod-product-compliance
Lightning Source LLC
Chambersburg PA
CBHW031121020426
42333CB00012B/182